筋肉はふしぎ

力を生み出すメカニズム

杉 晴夫 著

ブルーバックス

装幀／芦澤泰偉・児崎雅淑
目次・章扉デザイン／中山康子
本文図版／さくら工芸社

はじめに

最近その実用化が脚光を浴びているマイクロマシンとは何か御存知だろうか。これは例えば細い血管中に入り込んで血管壁のコレステロールを除去したり、手の届かない機械の狭い部位に入り込んで故障を修理する微小機械である。マイクロマシンが実用化されれば、医学工学分野が受ける恩恵は計り知れない。

ところで、われわれの体内には至る所にこのマイクロマシンが存在し働いていることはあまり認識されていない。それは筋肉である。血液を循環させる心臓の拍動、自由意志にしたがって身体を動かす骨格筋の活動など、われわれの生命と生活の維持に不可欠な活動を行っているのは筋肉なのである。

われわれの身体の筋肉からみて、マイクロマシンという表現は的外れに思われるかもしれない。しかし蚊やノミのような微小な昆虫の筋肉とわれわれの筋肉との間に本質的な差異は全くないと言えば、この表現に納得していただけるだろう。

筋肉はアデノシン三リン酸（ATP）を燃料とするエンジンの一種である。自動車のエンジンの機能単位はガソリンを燃焼させて動力をつくり出すシリンダーであるのに対し、筋肉のシリンダーに相当する機能単位は電子顕微鏡下でのみ見ることのできるミオシンというタンパク質分子である。この機能単位の微小さのため、筋肉は本質的にマイクロマシンなのである。

ミオシン分子は自身の重量の実に一億倍以上の力を発生する。自身の重量の一億倍とは、例えば体重六〇kgの人では六〇〇〇万トンにもなるのである。筋肉中にはこのミオシン分子が高密度に天文学的な数で詰め込まれているので、骨格筋は一cm²あたり五kgの力を発生する。この結果ヒト成人の骨格筋の出す力の総和は二〇トンにも達する。

筋肉のはたらきは、われわれの身体機能のレベルで考えてもふしぎに満ちている。筋肉はなぜ「自由意志」によって意のままに活動を制御できるのであろうか。なぜ筋肉は使えば使うほど発達し、逆に使わなければ退化し萎縮するのだろうか。

ヒト以外の動物の筋肉に話を広げれば、アリが体重の数十倍もの荷物を軽々と運ぶ能力は、ヒトで言えば何トンもの荷物を運ぶことになり、ノミの跳躍はヒトで言えば数十階のビルを飛び越すことに相当する。二枚貝の貝柱の筋肉は外敵に襲われると何時間も燃料の補給なしに大きな力を発生し殻を閉じ続ける。

また、鳥類が空を高速で飛翔するばかりか、水中に突入して魚を捕らえたり、木の枝にさっと止まったりする能力に比べれば、飛行機の運動などは全く無様なものである。

本書はこれらの筋肉のふしぎを平易に解説したものである。説明にあたり、筋肉の機能単位であるタンパク質分子をガソリンエンジンのシリンダーに例えることにした。この説明法を用いると、筋肉エンジンが環境の要請に応じて自らのシリンダー数を増やしてより大きな力を発生する能力や、エンジンのシリンダーをより高性能のものに取り替えて性能をアップさせるしくみが容易に理解されると考えたからである。

自動車やガソリンエンジンのモデルチェンジには多くの年月と莫大な経費を要することを考えると、筋肉エンジンが作動を続けながら自分自身をモデルチェンジする能力は驚くべきものである。

本書ではなるべく平易な説明を心がけているが、一般向けの筋肉の解説書としては日本で初めてのものと考えられるので、一般の読者にとってなじみのない記述もあることをお断りしておく。また、本書の記述の大部分はわれわれの身体を動かす骨格筋を対象としている。文中に単に「筋肉」とあれば骨格筋を意味する。

筋肉エンジンの部品は絶えず新たに製造され更新されているが、この過程に狂いを生じてエンジンの不良品がつくられることがある。これが心臓の筋肉（心筋）で起こると心臓の停止による突然死を招くことになりかねない。最近、この突然死は人々の関心を集めているので、本書ではいくつかの章を割いて説明した。なお、筆者は近年東京大学医学部の循環器内科の研究グループと共同研究を行っており、われわれの得た最新の知見が加えられている。

本書が筋肉に対する一般読者の興味と関心を呼び起こすことができれば、筆者にとってこれに過ぎる幸いはない。

目次

第2章

筋肉の部品がいくら使ってもすり減らないふしぎ

第3章

筋肉エンジンが動力を発生するメカニズム

第4章

筋肉が自由意志によって動くふしぎ 65

第7章 下等動物における筋肉の"超能力"のふしぎ 121

第10章

健康増進のための運動

第1章

筋肉の燃料の製造と供給のふしぎ

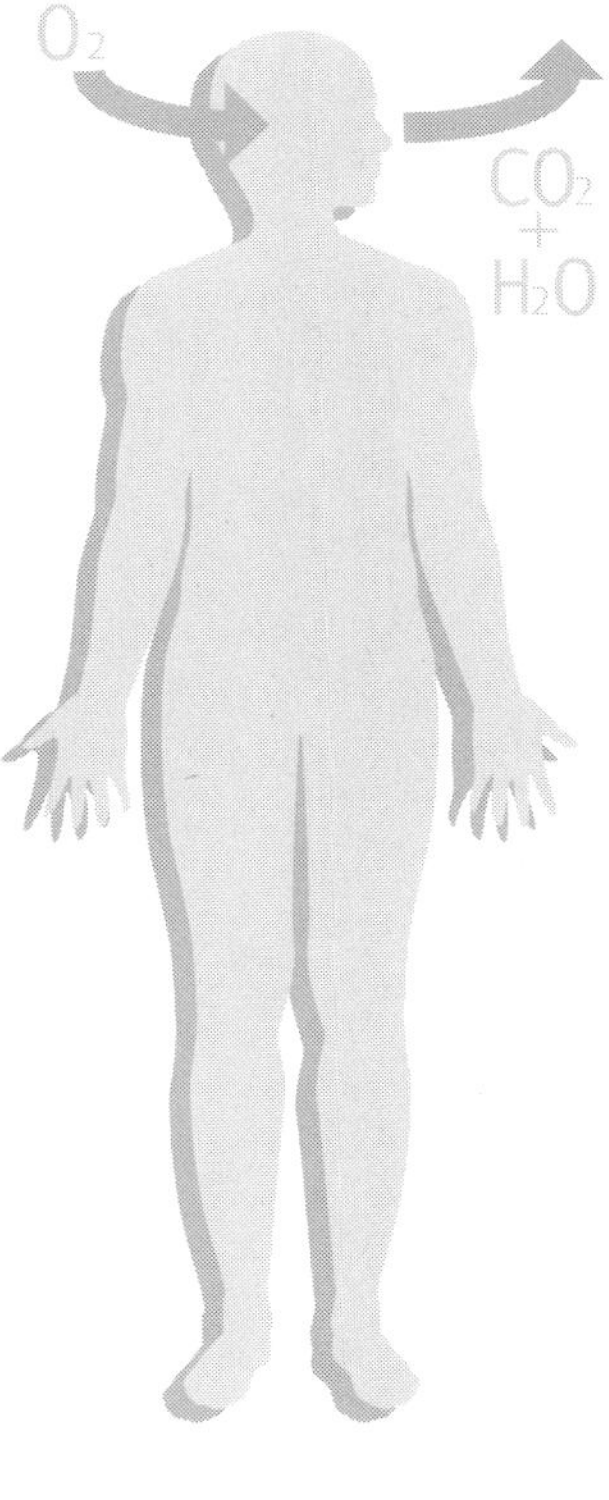

1－1　筋肉の燃料はATPである

筋肉はエンジンの一種である。自動車のエンジンは燃料のガソリンをガソリンスタンドで補給するが、筋肉エンジンはその燃料を体内で製造し、筋肉に絶えず供給している。

地球上のすべての生物は太陽の光のおかげで生きている。まず地球上の植物は太陽の光のエネルギーを利用して炭酸ガス（CO_2）と水（H_2O）から糖質をつくり出す。この反応を光合成といい、

$6CO_2 + 6H_2O +$［太陽エネルギー］$\longrightarrow C_6H_{12}O_6$（糖質）$+ 6O_2$　(1)

と書き表される。

一方動物は植物に依存する存在で、植物を食べることによってその成分の糖質を体内に取り入れ、これをやはり植物がつくり出す酸素（O_2）により燃焼させ、このとき発生するエネルギーを利用して生きている。この反応は、

$C_6H_{12}O_6 + 6O_2 \longrightarrow 6CO_2 + 6H_2O +$［エネルギー］　(2)

と表される。(1)式と(2)式とは進行方向がちょうど逆になっている（図1－1）。

ところで(2)式で物質が燃焼するとき発生する「エネルギー」とは何であろうか？　たき火をし

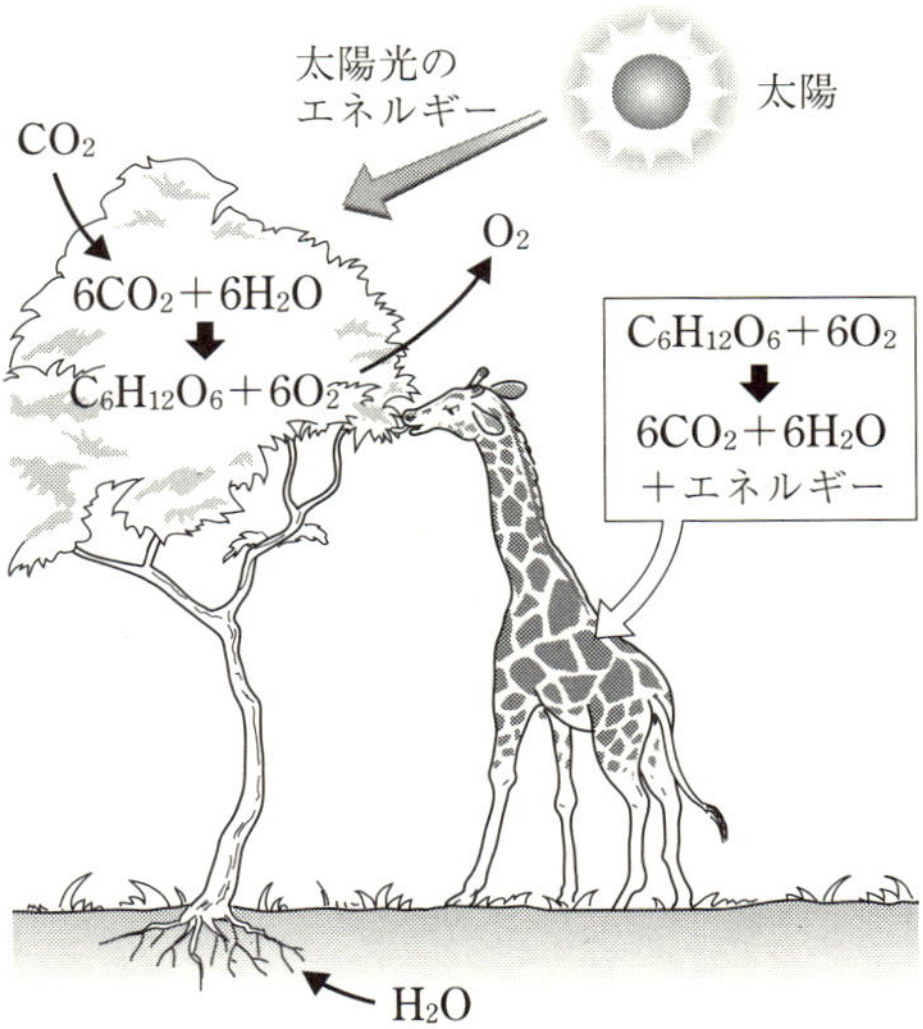

図１－１　自然界における植物と動物との関係

て物質を酸素（O_2）と反応させると発生するエネルギーはすべて光と熱になってまわりの空間に四散してしまう。しかし生物は体内で物質をゆっくり燃焼させ、このとき発生するエネルギーの一部を取り出して利用する。

動物は体内の糖質を呼吸によって取り入れた酸素（O_2）とゆっくり反応させる、つまりゆっくり燃焼させることにより発生するエネルギーの一部を利用して、ある化合物をつくる。エネルギーはこの化合物の中に貯えられており、動物は必要に応じてこれを取り出して利用する。この化合物をアデノシン三リン酸（ＡＴＰ）という。

ＡＴＰは、ちょうどわれわれが銀行にお金を預金するように体内に貯えられており、必要に応じて用いられる。したがってATPは「細胞内の通貨」と呼ばれる。筋肉エンジンの燃料もATPである。

1−2 ATPは糖質の燃焼エネルギーからつくられる

自然界の法則によれば、ある量の物質が急激に燃焼しても、ゆっくりじわじわと燃焼しても、発生するエネルギーの量は同じである。

しかし物質をたき火の中に投げ込むと、空気中の酸素（O_2）と反応してあっという間に燃えつきてしまい、発生するエネルギーはすべて光、熱および二酸化炭素（CO_2）、水（H_2O）などになってまわりの空気中に散らばってしまう（図1−2Ⓐ）。

英国のジェームス・ワットは、水を入れたやかんを火にかけるとそのふたが水蒸気で持ち上がるのを見て、燃焼のエネルギーの一部を水蒸気の圧力、つまり動力（エネルギー）として取り出す蒸気機関を発明した（図1−2Ⓑ）。

しかし蒸気機関は燃料が燃えるとき発生するエネルギーの数%を動力として利用できるにすぎず、残りの九十数%は熱になってしまう。つまり蒸気機関が燃料を燃やして動力を取り出す効率は決してよくないのである。

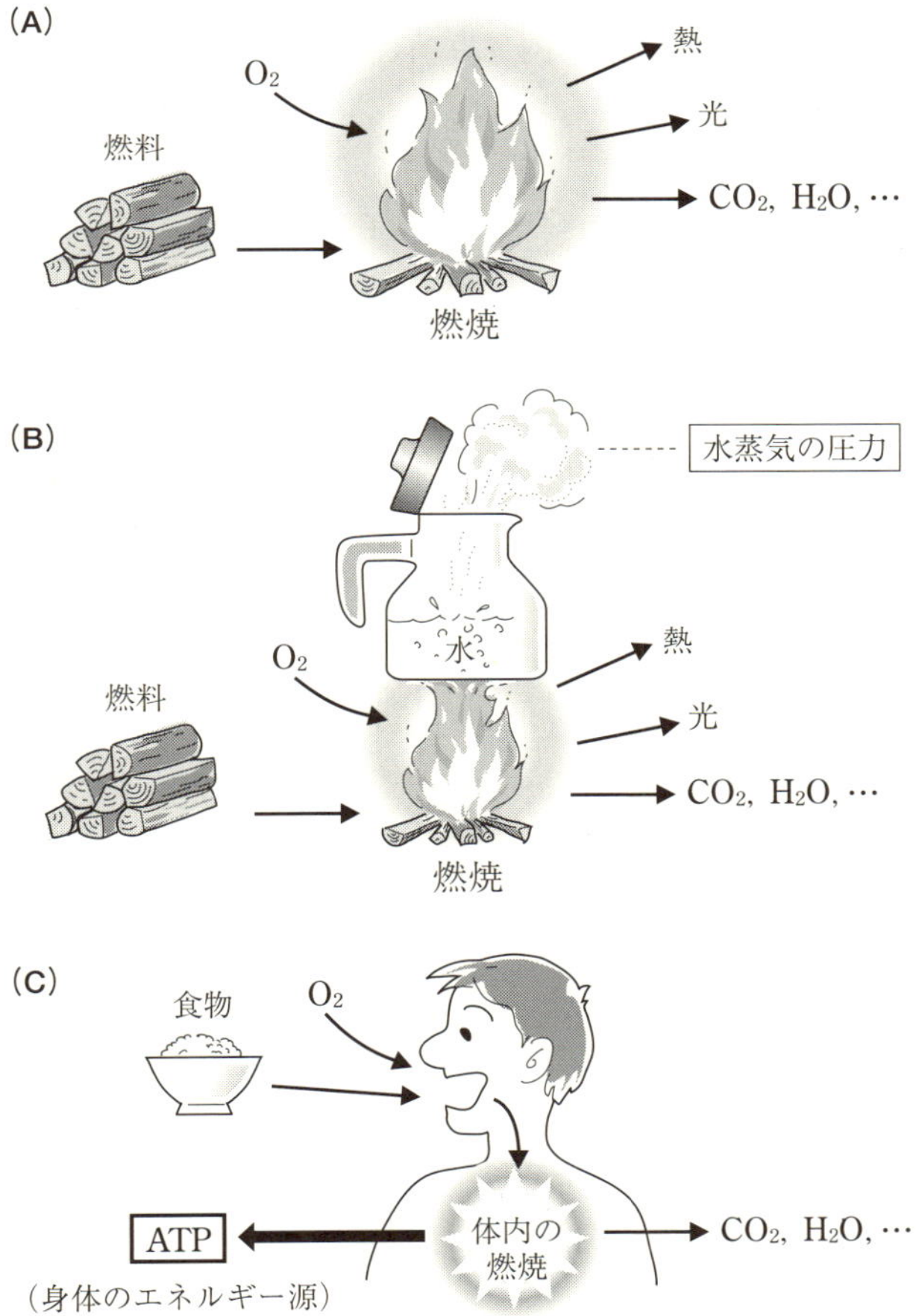

図１－２　（A）たき火の燃料の燃焼　（B）燃焼エネルギーの一部を、水蒸気の圧力として利用　（C）生物の体内における、燃焼によるATPの製造

ヒトを含めた生物は体内で食物として取り入れた栄養素をはるかに効率よく燃焼させてATPをつくり出す（図1－2(C)）。この効率は数十％で蒸気機関よりはるかに高い。この高い効率は糖質を体内でゆっくり、じわりじわりと燃焼させることによって得られる。最近では、細胞内でどのようにしてATPができるかが明らかになってきた。

1－3　ATPをつくり出すミトコンドリアの「水車」

ミトコンドリアはすべての細胞中に存在する、キュウリのような形をした微小な物体である（図1－3(A)）。呼吸により体内に取り入れられた酸素（O_2）は血液中のヘモグロビンと結合して体内のすみずみの細胞まで運ばれる。酸素（O_2）によって糖質をじわりじわりと燃やし、最終的に二酸化炭素（CO_2）と水（H_2O）に分解する反応（16ページ(2)式）はこのミトコンドリア内で行われる。

(2)式の反応の中間の段階で、糖質（$C_6H_{12}O_6$）の水素原子（H）はすべて糖質から離れ、水素イオン（H^+）となる。Hがどんどんたくさんの糖質から離れると、H^+がミトコンドリアの内側の膜（内膜）と外側の膜（外膜）との間のコンパートメント（区画）内にどんどんたまってゆく。この結果、このコンパートメント内では高濃度の水素イオン（H^+）がひしめき合い、コンパー

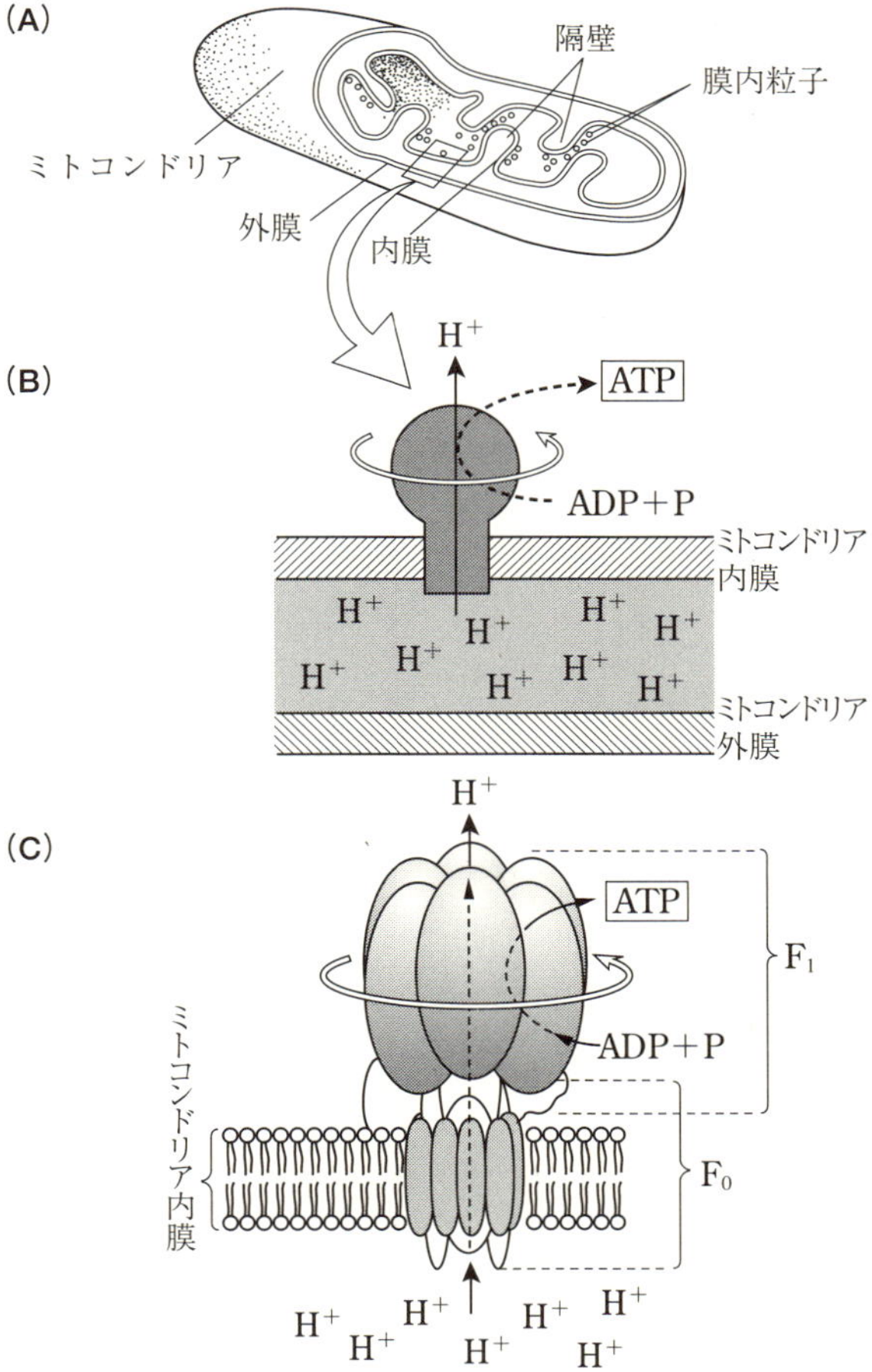

図１－３　ミトコンドリア内膜のH^+水車によるATPの製造

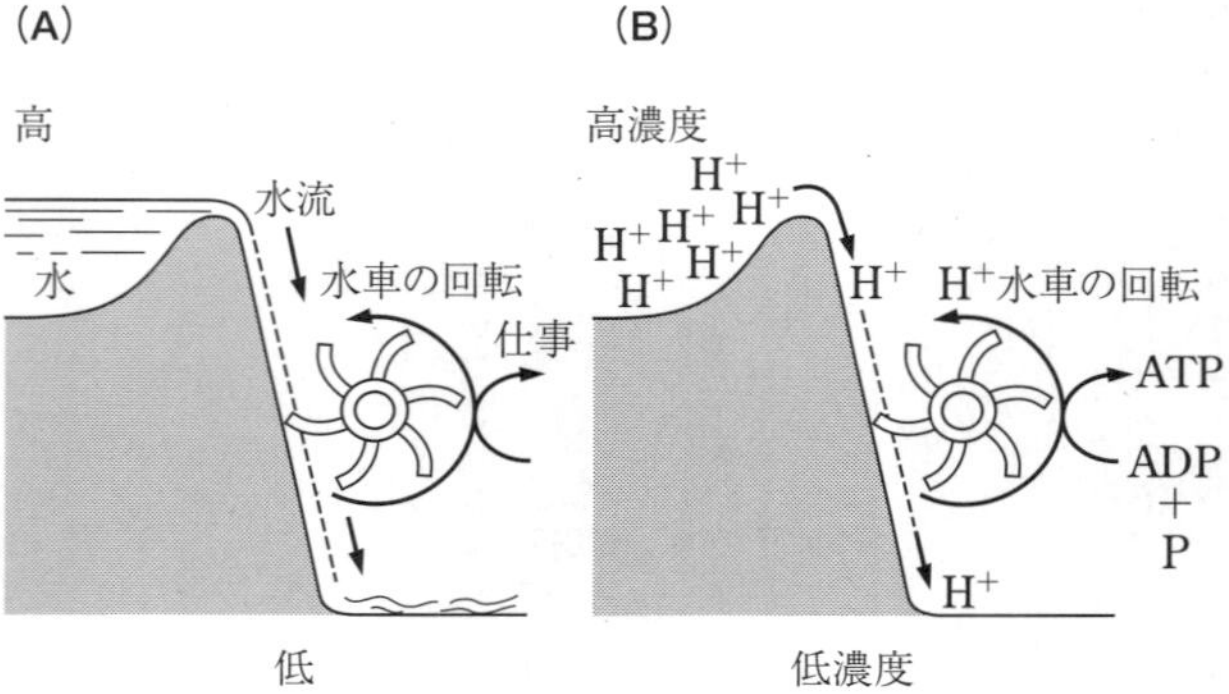

図１－４　水車とH⁺水車の比較

トメントの外にあふれ出ようとする圧力を生ずる（図１－３Ⓑ）。

水素イオン（H^+）がたまったコンパートメントに接するミトコンドリア内膜には、これを貫通する「H^+水車」が組み込まれている。この水車は六個の花びら状の物体が合わさって空洞の管となったもので（図１－３Ⓒ）、これを水車のF_1部分という。F_1部分の下のF_0部分はミトコンドリア内膜中に固定されている。内膜と外膜との間のコンパートメントにたまった水素イオン（H^+）は、この水車の管の中心の穴を通って内膜のさらに内側のコンパートメントにあふれ出る。このときH^+水車のF_1部分はちょうど水車が水流によって回るように回転する。このミトコンドリアの「水車」を動かすのは水の流れではなく、水素イオン（H^+）の流れなのである。この「水車」が一回転するごとに、水車の回転のエネルギーによってアデノシン二リン酸

（ADP）とリン酸（本書ではPと表す）から一分子のATPが製造されてゆく。この反応は、

ADP＋P＋［水車の回転のエネルギー］→ATP　(3)

と表される。このしくみにより、一個の糖質の分子（$C_6H_{12}O_6$）が燃焼して二酸化炭素（CO_2）と水（H_2O）に分解されるまでに三〇個以上のATP分子が製造される。なお、この$\overset{+}{H}$水車の回転は慶応大学の木下らによって、巧妙な手法により光学顕微鏡下に記録された。

つまりわれわれが高い所から低い所へ水を流し水車を回して脱穀などの仕事を行わせるように、このミトコンドリアの「水車」は水素イオン（$\overset{+}{H}$）の高濃度側から低濃度側への流れが起こす回転のエネルギーによりATPをつくり出すのである（図1－4）。なお、この「水車」を回した後、水素イオン（$\overset{+}{H}$）は酸素（O_2）と結合して水（H_2O）となり体外に排出される。

筋肉エンジンの燃料となるATPは絶えず筋細胞内のミトコンドリアで製造され続けている。つまり筋肉エンジンはその内部に燃料製造工場を持っているのである。

1－4　ATPがエネルギーを貯えるふしぎ

筋肉中のミトコンドリア水車（$\overset{+}{H}$水車）でつくられるATPはアデノシンという化合物にリン酸（P）が三個つながったものである（次ページ図1－5(A)）。この構造は慈恵医科大学の牧野

(A)

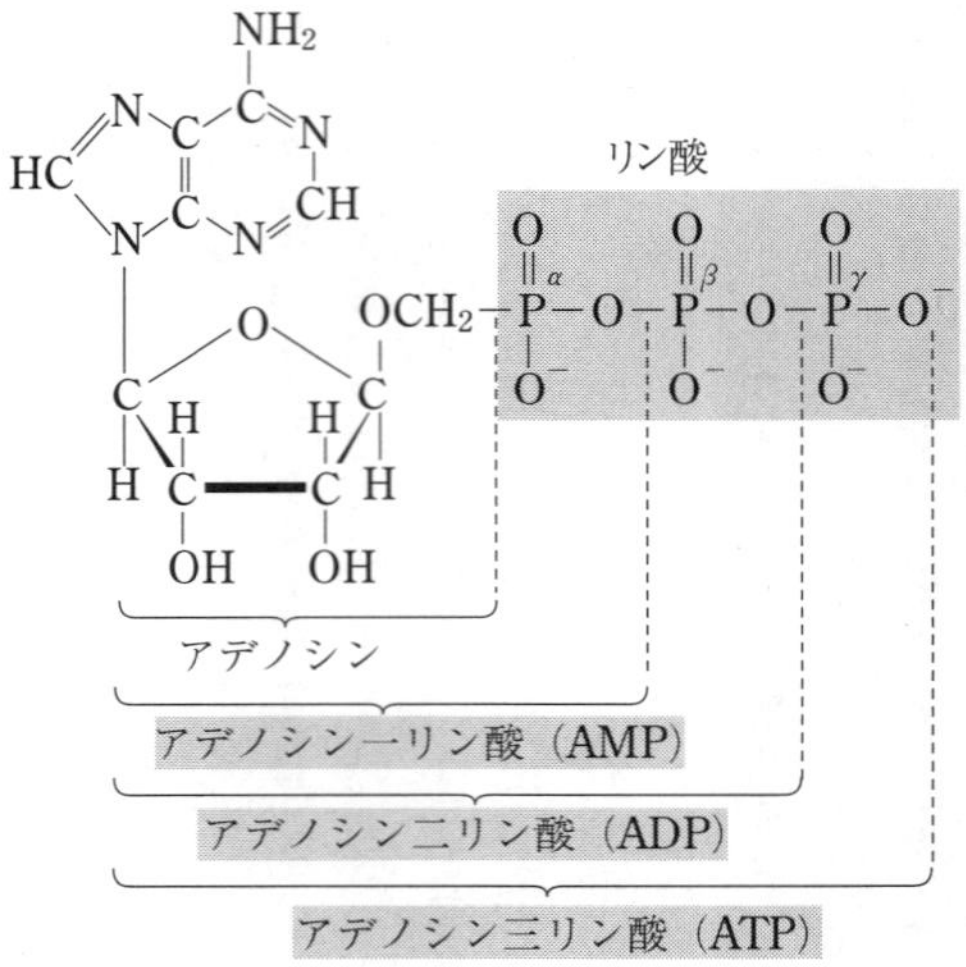

(B)

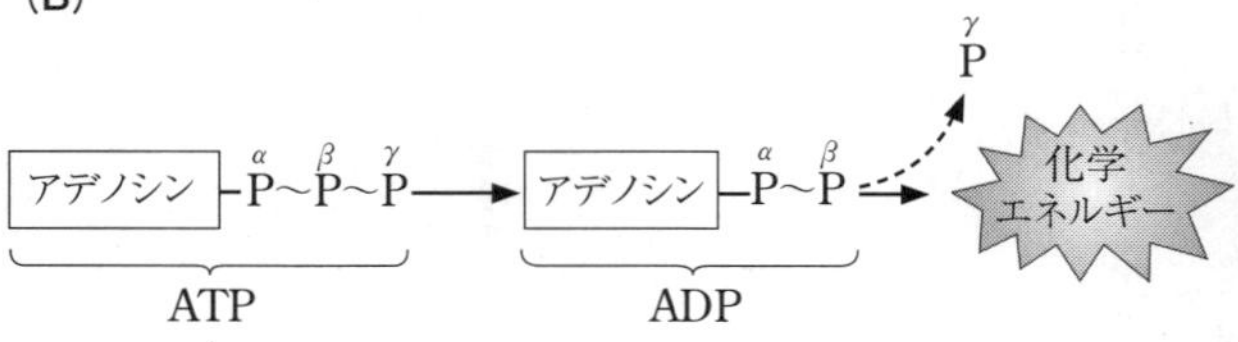

図1－5　(A) ATPの化学構造　(B) ATPからγリン酸がはずれるとき化学エネルギーが発生する

によって発見された。

本書の本文中ではATPの構造を略記して、

アデノシン—P～P～P　(4)

と表すことにする（図1-5Ⓑ）。

この構造式の三個のPはそれぞれリン酸分子を表す。これら三個のリン酸分子はそのATP分子内の位置によりαリン酸、βリン酸、γリン酸という名称がつけられている。この末端のγリン酸がはずれて、ATPがアデノシン二リン酸（ADP）とリン酸（P）に分解されると、ATP中に貯えられていた化学エネルギーが外部に放出される。この反応は、

ATP ⟶ ADP＋P＋［化学エネルギー］　(5)

と表される（図1-5Ⓑ）。

この(5)式はミトコンドリア水車でのATPの製造を表す(3)式とちょうど逆になっている。

ATP中に貯えられている化学エネルギーは、ATPのγリン酸とβリン酸間、およびβリン酸とαリン酸間の結合に存在し、これらのリン酸結合を高エネルギーリン酸結合という。

(4)のATPの構造式でアデノシンとリン酸分子間の結合は〝—〟で示されているが、二個のリン酸の間の結合は〝～〟で示されているのに注意していただきたい。これはこの結合が、はずれると化学エネルギーを発生する、高エネルギー結合であることを表している。ただし生体内でA

TPの化学エネルギーが発生するのは、ATPの三個のリン酸のうち末端のγリン酸がはずれるときだけである。

ATPから末端のガンマリン酸がはずれるとき発生する化学エネルギーは、水溶液中でATPが分解されるとき周囲の水分子を激しく動かして水の温度を上昇させる。この温度上昇からATPの高エネルギーリン酸結合が切断されるとき発生するエネルギー量が測定され、ATP一グラム分子（約五〇七g）あたり約一一キロカロリーである。これは仕事量にすると四七〇〇kg・m、つまり四・七トンの重量を一m持ち上げる仕事に相当する。

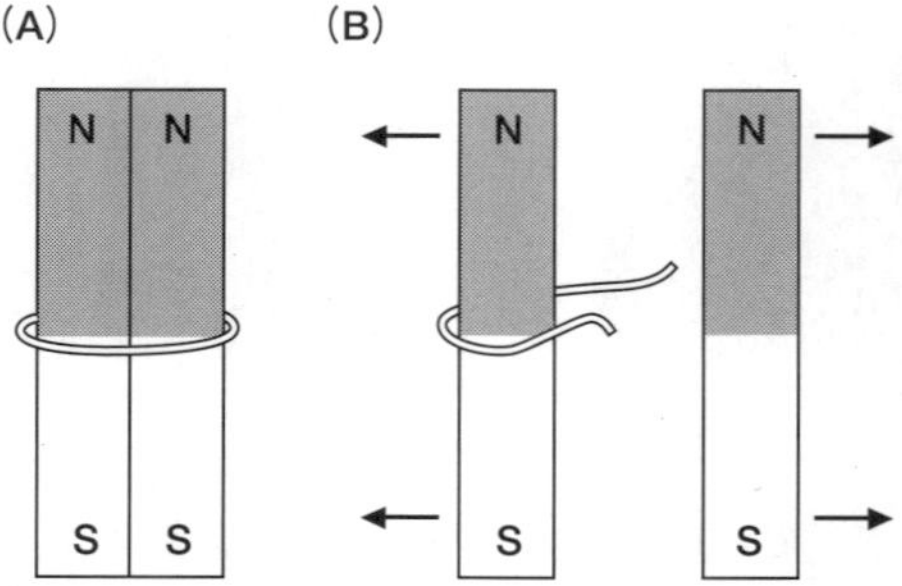

図1-6　高エネルギーリン酸結合は、2本の棒磁石の同じ極同士を向き合わせてひもで固定した状態に例えられる

リン酸結合が大きなエネルギーを持つのは、ATP分子中で⊕電荷を帯びたリン原子間、および⊖電荷を帯びた酸素原子間の静電気的反撥力が狭い分子内の空間に封じ込められているためと考えられる。つまりATP分子内でPは引きしぼられたパチンコのゴムひも上にのっているような状態にある。ATPがADPとPとに分解すると、P分子はATP分子内に貯えられていた静電気的反撥力で急激に水溶液中に放出される。

このような高エネルギーリン酸結合の状態は二本の棒磁石の同じ極同士を向き合わせてひもでしばっておくことに例えられる（図１－６Ⓐ）。ひもを切断すれば二本の磁石は磁石の反撥力により勢いよく離れる（図１－６Ⓑ）ので、磁極間の反撥力がエネルギーとして現れることになる。

なお、水溶液中でＡＴＰを分解すると、発生する化学エネルギーはすべて熱として水中に散らばってしまう。つまりこのような条件下でＡＴＰが急激にＰ分子を放出することによって発生する化学エネルギーは、例えて言えばミクロな分子の世界での火薬の爆発のようなもので、まわりの水分子をランダムにかき回すだけである。

しかし筋肉はＡＴＰをゆっくり分解することによって、この化学エネルギーを高い効率（最大で約六〇％）で力学的エネルギーに利用する能力がある。前述の通り、このエネルギー変換効率は蒸気機関の効率（数％）よりはるかに高い。

１－５　筋肉の非常時用備蓄燃料

自動車のガソリンエンジンは、ガソリンスタンドで燃料タンクにガソリンを入れ、これがなくなるまで走行できる。筋肉は、すでに説明したように自分自身の中に燃料製造工場を持ち、自分自身に燃料を供給している。

ところでミトコンドリアでのATP製造の速度には限界がある。筋肉の活動があまり激しくなければ、筋肉によるATP消費速度はATP製造速度とつり合っている。このような条件下ならば、われわれは長い時間身体運動を続けることができる。例えばゆっくりした歩行運動などがこれにあてはまる。

しかし身体の運動がある限度を超えて激しくなると、もはやATP製造工場のATP生産速度はATP消費速度に追いつかなくなる。例えばわれわれが全力疾走を始めると筋肉はたちまち燃料切れ（自動車で言えばガス欠）を起こしてばててしまうことになる。

このような事態を避けるには、筋肉内に大量のATPが貯蔵されていればよいと考えられる。しかし実際には筋細胞内のATPの量はきわめてわずかであり、ほぼ一定に保たれているのである。なぜなら、筋細胞内のATPには筋肉の燃料となる以外にもいろいろな役割があり、細胞内のATPの量が運動などによって著しく変化することは細胞内に種々のトラブルを起こすからである。

自然界は生物が天敵におそわれたりした際に全力で逃れるため、非常事態に備えて筋肉の燃料を備蓄するしくみを発達させた。この備蓄燃料は、日本が非常事態に備えて石油を備蓄していることに例えられよう。

ＡＴＰは筋肉中に大量に含まれるクレアチン（本書ではCrと表す）という化合物との間で高エネルギーリン酸結合（～Ｐ）を互いに受け渡すことができる。この反応は、

$$ATP + Cr \rightleftarrows ADP + CrP \qquad (6)$$

と表される。この反応を高エネルギーリン酸結合を用いて書き直すと、

$$\underbrace{ADP\sim P}_{\text{ATP}} + Cr \rightleftarrows ADP + \underbrace{Cr\sim P}_{\text{クレアチンリン酸}} \qquad (7)$$

となる。つまりＡＴＰはクレアチンに高エネルギーリン酸結合（～Ｐ）をゆずり渡してＡＤＰになり、クレアチンは～ＰをＡＴＰからもらってクレアチンリン酸となる。

また(7)式で化学反応の進行方向を示す矢印が上下両方向に書かれているのは、逆にクレアチンリン酸がＡＤＰに高エネルギーリン酸結合（～Ｐ）をゆずり渡しＡＴＰをつくることができることを意味する。この両方向の反応をローマン反応といい、これによってＡＴＰの高エネルギーリン酸結合（～Ｐ）は大量のクレアチンリン酸の中にうつされ、ちょうど現金を銀行に預金するように貯蔵される。貯蔵された～Ｐは必要に応じて直ちにＡＤＰと結合しＡＴＰとして利用されるのである。つまりクレアチンリン酸が、生物が危急の際筋肉を全力で働かせるための備蓄燃料となる。

筋肉が全力で働き始めると筋細胞内にあったＡＴＰはあっという間に消費されてしまう。しか

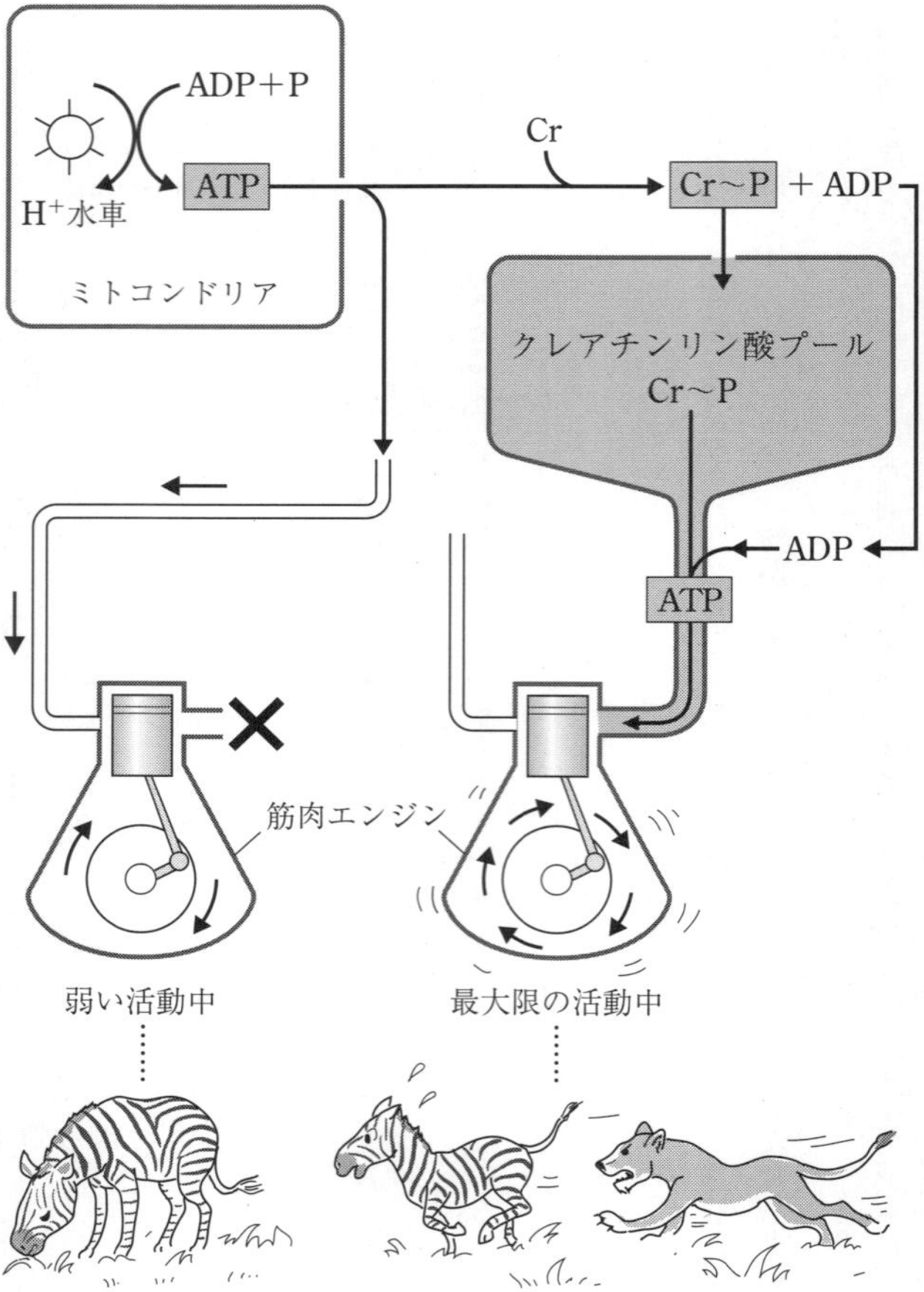

図1-7　筋肉エンジンの備蓄燃料としての
クレアチンリン酸プール

し⑺式のローマン反応が直ちに逆方向に進行してＡＤＰに高エネルギーリン酸結合（～Ｐ）を受け渡してＡＴＰをつくり出し筋肉に供給する。この筋肉の危急に備えての備蓄燃料貯蔵をクレアチンリン酸プールという（図１－７）。

１－６　動物の生死を分けるクレアチンリン酸プール

クレアチンリン酸プールは激しい筋肉の運動に対し、どのくらいの時間ＡＴＰを供給できるのだろうか。ヒトの場合、このクレアチンリン酸プールが最も発達しているのはトレーニングを積んだ一〇〇ｍ走者（スプリンター）である。彼らは一〇〇ｍの距離を呼吸することなく、クレアチンリン酸プールを使って文字通り「一気に」駆け抜けるという。

野生動物の生死を分けるのもこのクレアチンリン酸プールである。草食獣は一般に肉食獣に比べて全力疾走を長時間続けられる。これは草食獣のずん胴で四肢が細い体型が疾走の際のエネルギー消費率を低く（燃費を良く）しているからである。

これに対してライオンなどの肉食獣は疾走の際に体を波打たせるので、太い四肢と相まってエネルギー消費率が高く（燃費が悪く）、短時間でクレアチンリン酸プールを使い果たしてばててしまう。したがってライオンが単独で草食獣を追ってもまず逃げ切られてしまう。ライオンが多数で狩りをするのはこのためである。

エビなどの甲殻類の筋肉にはクレアチンリン酸プールのかわりにアルギニンリン酸プールがあり、天敵に襲われたときの逃避運動に用いられる。エビはこのとき脚を動かして逃げるのではなく、胴体の急激な屈伸による反応で後ろ向きに水中を突進して逃げるのである。

なお、筋肉がミトコンドリアでのＡＴＰ製造速度不足を補う今ひとつの手段として、糖質を酸素と反応させずに分解してＡＴＰをつくり出す「解糖」という反応があるが、これについては筋肉の「疲労」とからめて第10章で説明する。

1―7　糖質は生体が最も好むエネルギー源である

筋肉があまり激しくない運動を続けているとき、筋肉内のＡＴＰ消費速度と呼吸によるミトコンドリア内の「H^+水車」でのＡＴＰ製造速度はつり合っている。一〇〇ｍ走のスプリンターが呼吸をせずにクレアチンリン酸プールを使うのに対し、マラソンランナーは呼吸によるミトコンドリアでのＡＴＰ製造能力がよく発達しており、そのおかげで激しい運動を長時間続けることができる。しかしＡＴＰ消費速度とＡＴＰ製造速度のバランスは大変デリケートで、選手の体調に著しく左右され、これがうまくいかないとマラソンの優勝候補がしばしば途中で棄権することになる。

よく栄養学の本に書かれているように、われわれが食事によりエネルギー源として体内に取り入れる物質は糖質とタンパク質と脂肪で、これらを三大栄養素という。このうちタンパク質は主に身体の構造をつくるのに利用される。筋肉エンジンもタンパク質からつくられる。脂肪は主に予備エネルギー源として体内に貯蔵される。酸素によって最もよく燃焼し、ＡＴＰ製造に用いられるのは、もっぱらでんぷん、グリコーゲンなどの糖質、特にこれらが分解してできるブドウ糖である。

三大栄養素は体内の化学反応によって互いに他の栄養素に入れ替わりうる。タンパク質や脂肪は体内で糖質に変化した後、糖質の燃焼反応に加わることによって燃料として用いられる。つまり糖質はＡＴＰ製造のため生物が最も好む燃料なのである。

したがってマラソンなどの運動に耐えるスタミナをつけるために肉を食べる必要は特にない。実際に戦国時代の武士は重い鎧をつけ、梅干しとにぎり飯だけで長い道のりを歩き、しかも戦闘を行うのに十分なスタミナを持っていた。またローマ帝国の兵士も穀類を主食として肉食を好まなかったにもかかわらず、行軍速度の速いことで有名であった。

明治維新後の日本人の発明の一つに人力車がある。人力車夫は人力車を引いて現在のマラソンランナーに劣らない速度で長距離を走ったのである。例えば彼らは東京から日光まで約一〇〇㎞

の道を一日で走破した。当時日本に滞在した医学者ベルツが試みに人力車夫に肉をうんと食べさせてみたところ、彼らは急にスタミナを失ってたちまちばててしまったという。これは、人のスタミナに肉食は必要でないことを明らかに示している。肉に多く含まれるタンパク質は、糖質に変換されたのちにはじめて身体運動のエネルギーに用いられる。この変換は、石油を精製してガソリンを作るのに例えられる。人力車夫がたちまちばてたのは、急に長年の食事の内容を変えたために、肉のタンパク質がスムーズに体内で糖質に変換されなかったことによるものであろう。

1－8　筋肉は仕事をしなくても燃料を消費する

物理学の仕事の定義は、仕事＝（力）×（距離）である（図1－8Ⓐ）。したがって、われわれがいくら力を入れて壁を押しても、壁が動かなければ筋肉の仕事量はゼロである（図1－8Ⓑ）。すもうで力士ががっぷり四つに組んで動かなければ、やはり双方の筋肉の仕事量はゼロである。しかし筋肉はこのような条件下でもどんどんATPを消費している。そのため力士ががっぷり組んで動かない状態がある程度続くと、行司が「水入り」にして力士を休ませてやらねばならない。

つまり筋肉エンジンは物理的な仕事をしていなくても、「力」を発生し続けるために休みなく回転を続け、ATPを消費しているのである。これは第3章で説明するアクチンとミオシン間の

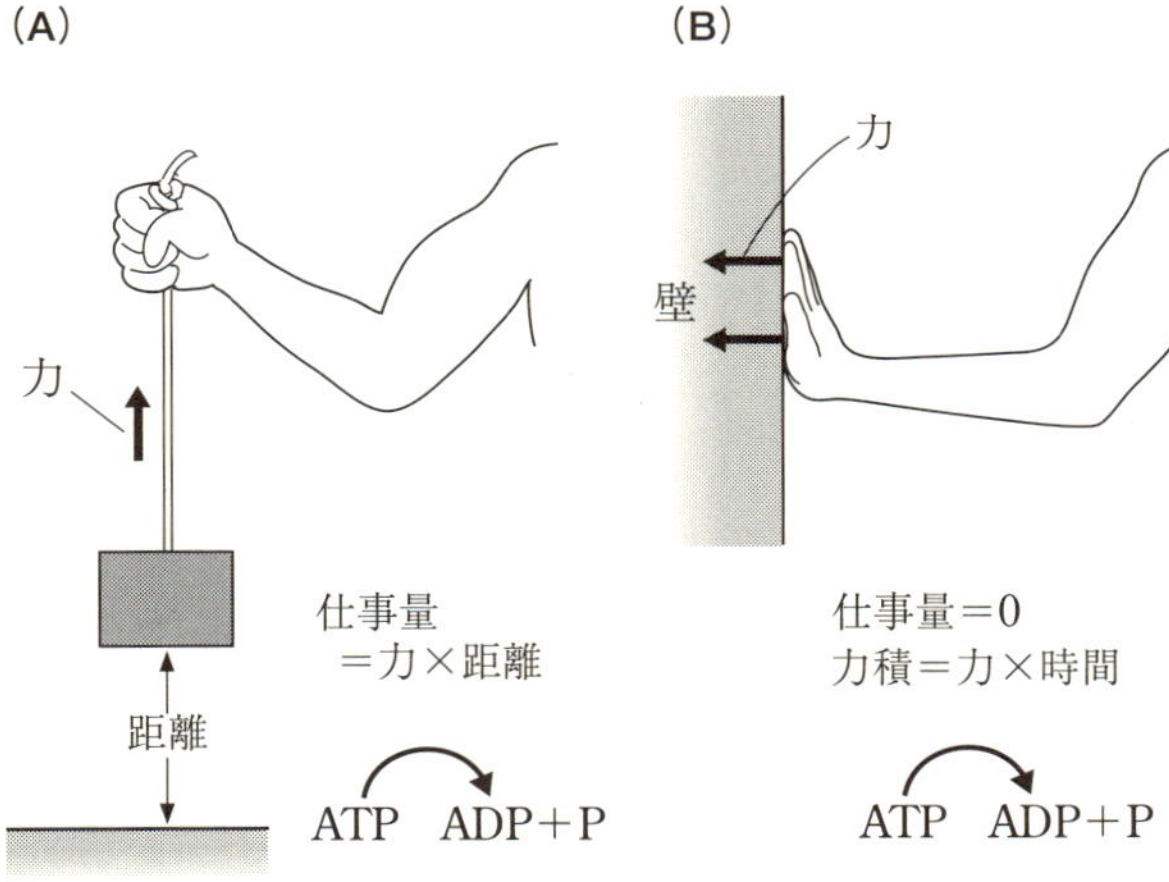

図１－８　筋肉は（A）仕事をしても、（B）仕事をせずに力を出すだけでも、ATPを消費する

反応サイクルが、筋肉が仕事をせず力を発生しているときにも絶えず進行しているためである。筋肉が仕事をせずに力を出し続けているとき、力積＝（力）×（時間）は消費されるＡＴＰの量と比例することがわかっている。つまり筋肉エンジンのこのような状態はいわば自動車エンジンが坂道で半クラッチで停止している状態であり、動いていなくても回転して燃料（ＡＴＰ）を消費しているのである。

第2章

筋肉の部品がいくら使ってもすり減らないふしぎ

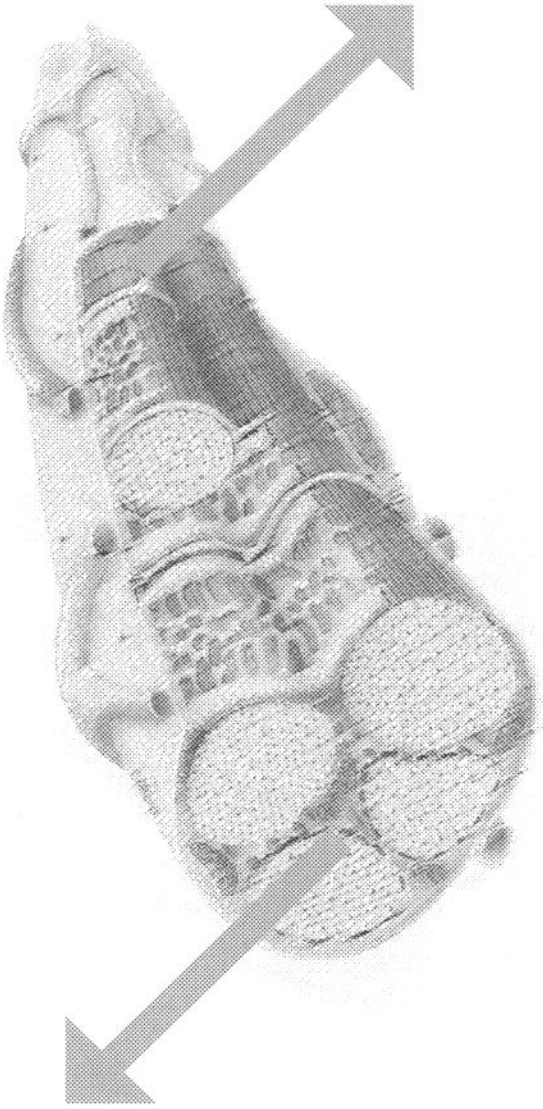

2-1 筋肉の部品はつねに新品と交換されている

自動車のエンジンのシリンダーなどの部品はエンジン作動時の摩擦によって次第にすり減ってゆく。そのためエンジンの部品交換やオーバーホールが必要となる。

一方、筋肉エンジンはいくら使ってもすり減ることはない。これは筋肉エンジンの部品であるタンパク質が絶えず筋細胞中の「工場」で製造され古いタンパク質と置き換えられているためである。つまり筋肉エンジンの部品は「つねに新品である」ことになる。われわれの身体の筋肉は数ヵ月の周期ですべてすみずみまで新品に取り替えられているのである。

われわれの身体をつくっている物質は主としてタンパク質である。タンパク質はアミノ酸という比較的小さい化合物が多数つながってできたものである。筋肉をつくるタンパク質はアミノ酸が何百個もつながった巨大な分子である。

われわれの体内には二〇種類のアミノ酸があり、これらのつながり方によって天文学的な種類のタンパク質ができる。筋肉のタンパク質の材料であるアミノ酸は食物からつくられ、血液によって筋細胞に運ばれてくる。これらのアミノ酸をつなげて筋肉エンジンの部品を製造するのは筋細胞内のリボソームという、いびつなダルマのような形をした物質である。またリボソーム中でアミノ酸のつながり方を指定するのは伝令リボ核酸（mRNA）というひも状の化合物である。これらが筋肉エンジン部品製造工場を形成している。

筋肉エンジンの部品の設計図は細胞の核の中にあるデオキシリボ核酸（DNA）に遺伝暗号として書き込まれている。この設計図は核内のDNAにしまい込まれているだけでは用をなさず、核から出て製造工場に運ばれねばならない。

そのために、まず設計図はmRNAによって写し取られる。設計図を写し取ったmRNAは核の外に出てリボソームに結合し、ここで設計図にしたがって筋肉エンジンの部品が製造される。

リボソームのまわりの細胞質中には、筋肉エンジンの部品の材料となるいろいろなアミノ酸と、これらをリボソームに運んでくる転移RNA（tRNA）という物質がむらがっている。筋肉エンジンの部品が設計図どおりに製造されるには、リボソームが設計図に示された順序にしたがって、tRNAが運んできたアミノ酸を連結してゆかねばならない。

DNAの設計図は、ある物質の材料となるアミノ酸のつながる順序を指定するものである。個々のアミノ酸の指定は三個の塩基という化合物の組み合わせによって行われる。つまり三種の文字による暗号と考えればよい。この暗号をコドンという。なおコドンには個々のアミノ酸を指定するものの他に、タンパク質の製造をスタートさせるスタートコドンとこれを終わらせるストップコドンがある。ここでは読者の理解を助けるため、このしくみを図解する際、個々のアミノ

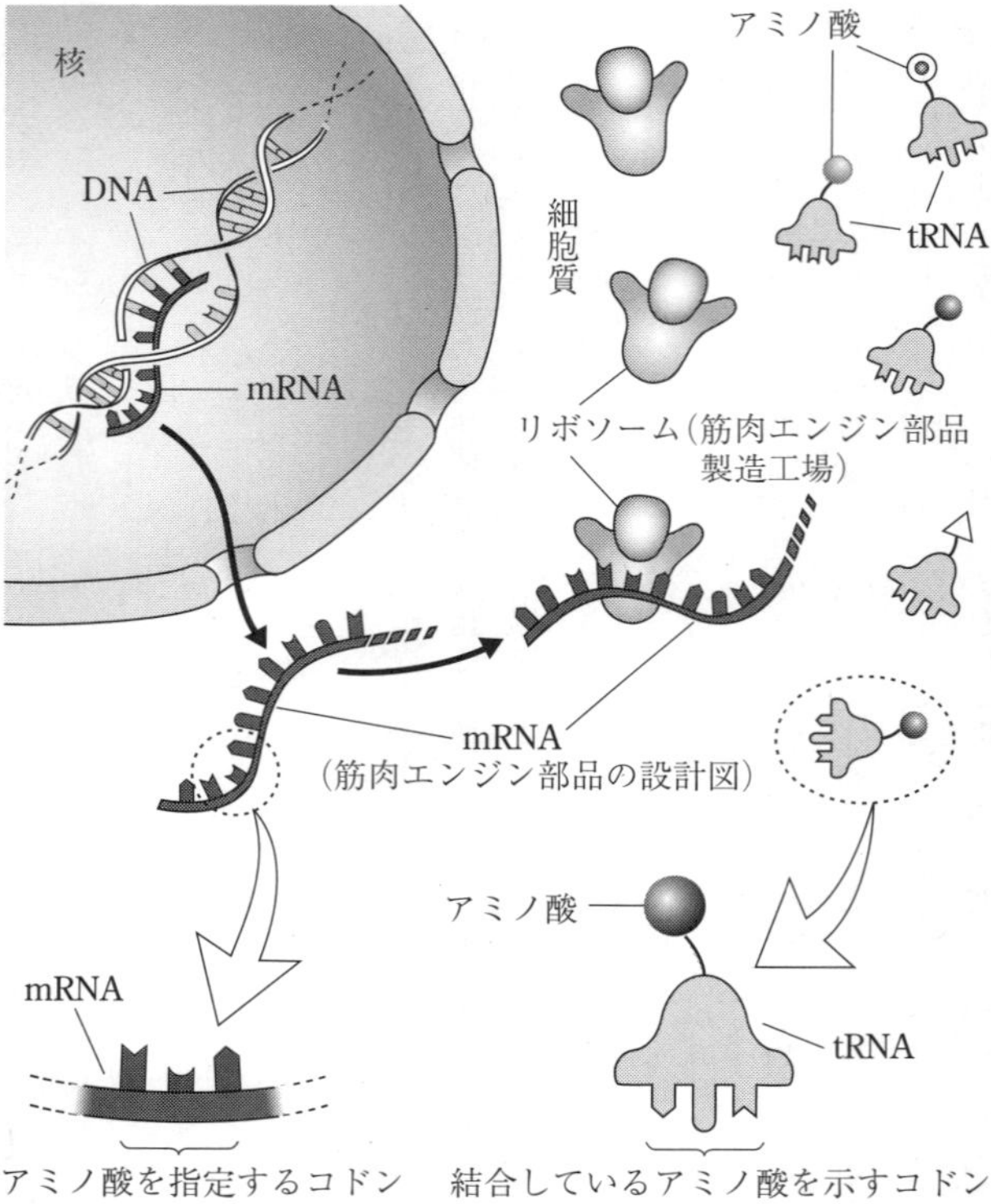

図2-1　DNA上の筋肉エンジン部品の設計図（アミノ酸の順序を指定するコドンのつらなり）はmRNAによって写し取られ、核の外に出て細胞質中のリボソームと結合する。細胞質中にはいろいろなアミノ酸と結合したtRNAがむらがっており、それぞれが、結合しているアミノ酸を示すコドンを持つ

酸の種類を指定する一組の暗号を形の異なる三つの突起で表すことにする。

図2－1に示すように、まずＤＮＡ上に刻み込まれている筋肉エンジン部品の設計図（アミノ酸の順序を指定するコドンのつらなり）がｍＲＮＡによって写し取られ、この設計図を持ったｍＲＮＡは核の穴から細胞質中に出て、まずスタートコドンがある側の端でリボソームと結合し、筋肉エンジン部品の製造が始まる。

リボソームのまわりにいろいろなアミノ酸と結合してむらがっているｔＲＮＡも、それぞれが結合アミノ酸の種類を示すコドンを持っている。つまりｔＲＮＡは工場への材料運搬者であり、それぞれが運んでくる材料の種類を示す荷札をつけているのである。

さてリボソームにおける筋肉エンジン部品の組み立て工程は以下のような順序で行われる。

①まずリボソームは筋肉エンジンの部品を組み立てる最初のアミノ酸を指定するｍＲＮＡコドン（コドン１）の上にあり、指定どおりのアミノ酸と結合したｔＲＮＡのコドンと、ｍＲＮＡコドンを結合させる（次ページ図2－2Ⓐ）。

②次にリボソームは設計図が二番目に指定するアミノ酸のコドン（コドン２）の上に移動する。そして指定どおりのアミノ酸を運んできた、別のｔＲＮＡのコドンをｍＲＮＡ上のコドンと結合させる（図2－2Ⓑ、Ⓒ）。ここで①の段階で運ばれてきたアミノ酸はｔＲＮＡから離れて、②の段階で運ばれてきたアミノ酸と結合する。アミノ酸をはなしたｔＲＮＡはｍＲＮＡから離れる

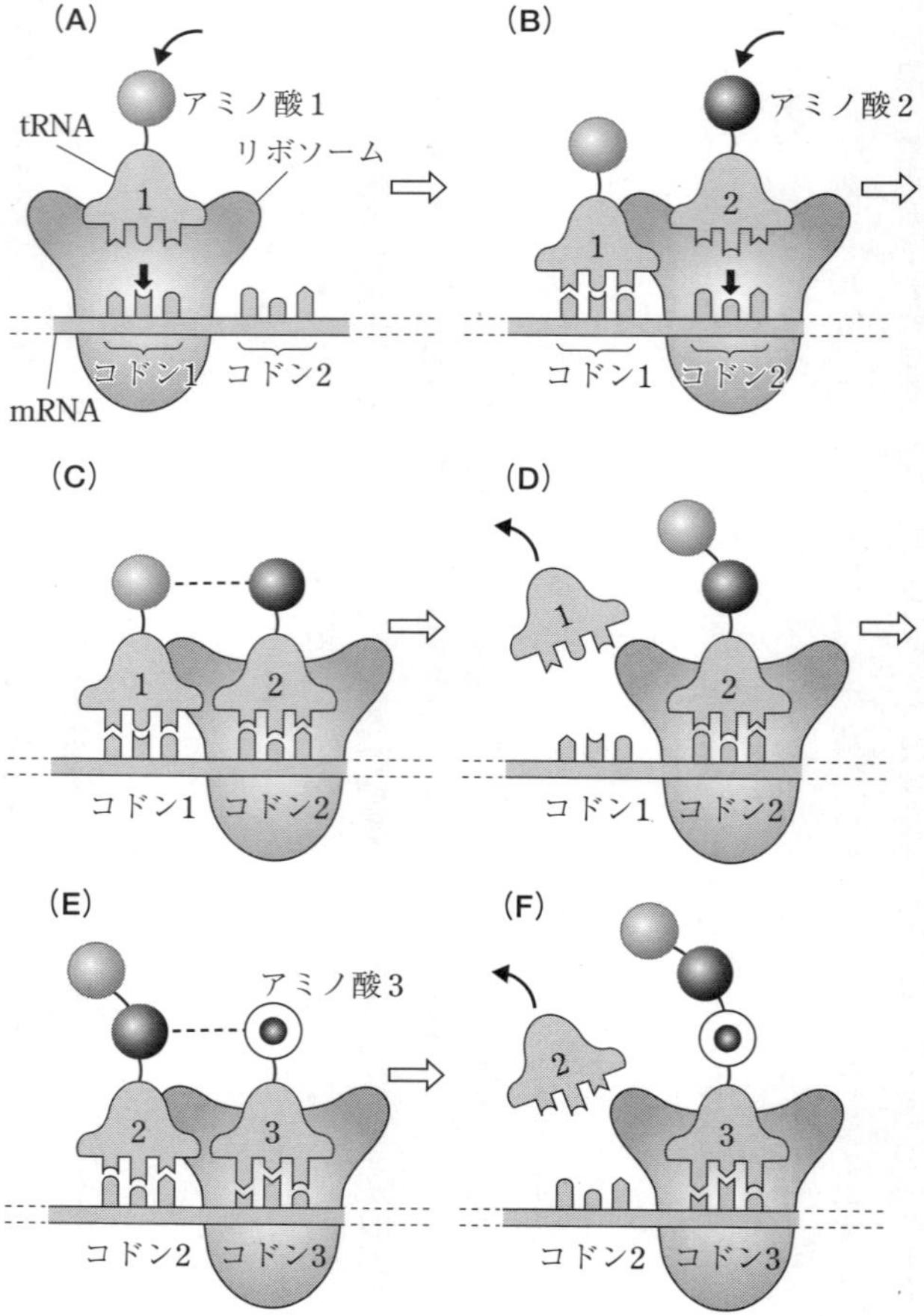

図2-2　mRNA上のコドンの指定により、tRNAが運んできたアミノ酸が次々とリボソーム中でつながってゆくしくみ

（図２－２(D)）。

③リボソームはさらにｍＲＮＡの指定する次のアミノ酸のコドン（コドン３）の上に移動して、②と同様の工程を行う（図２－２(E)、(F)）。

以上の三段階が次々とくり返される。筋肉エンジン部品の材料であるアミノ酸が一個結合するごとにリボソームはｍＲＮＡ上のコドン一つ分ずつｍＲＮＡ上を移動してゆき、筋肉エンジンの部品となるタンパク質はリボソームに結合したままひも状に長く伸びてゆくのである（図２－３）。このタンパク質製造がさかんに行われているとき、一本のｍＲＮＡ上を多数のリボソームが次々と動いてゆく。

このように、リボソームは筋肉エンジン部品製造工場であり、ｍＲＮＡがＤＮＡから写し取ってきた設計図にそって移動しながら、設計図の指定どおりの順序でアミノ酸をつないでゆく。つまりリボソームはｍＲＮＡの設計図にそって、一回に

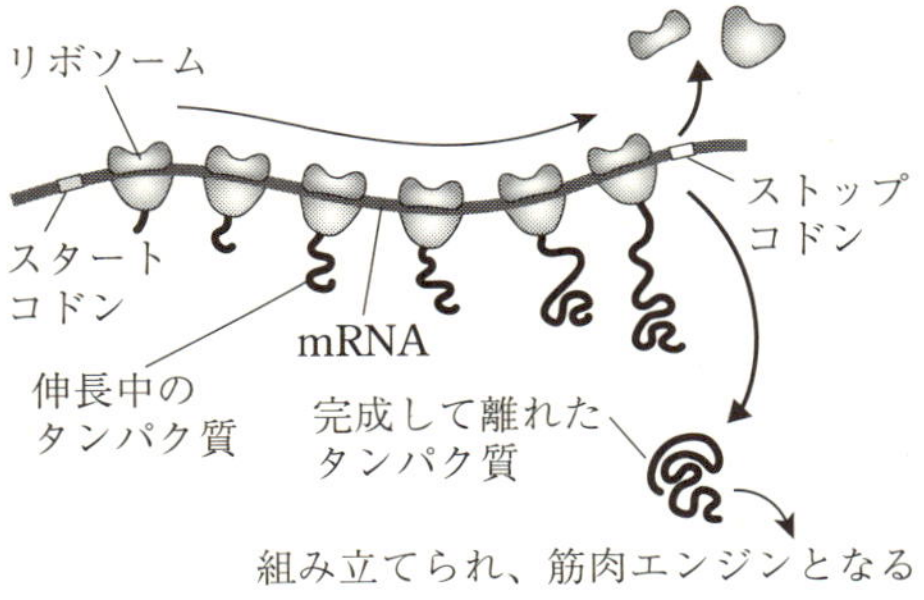

図２－３　筋肉エンジン部品となるタンパク質合成の様子。mRNAに沿ったリボソームの動きはスタートコドンから始まり、ストップコドンで終了する。リボソームがmRNA上を移動するにつれ、タンパク質は長くなってゆく

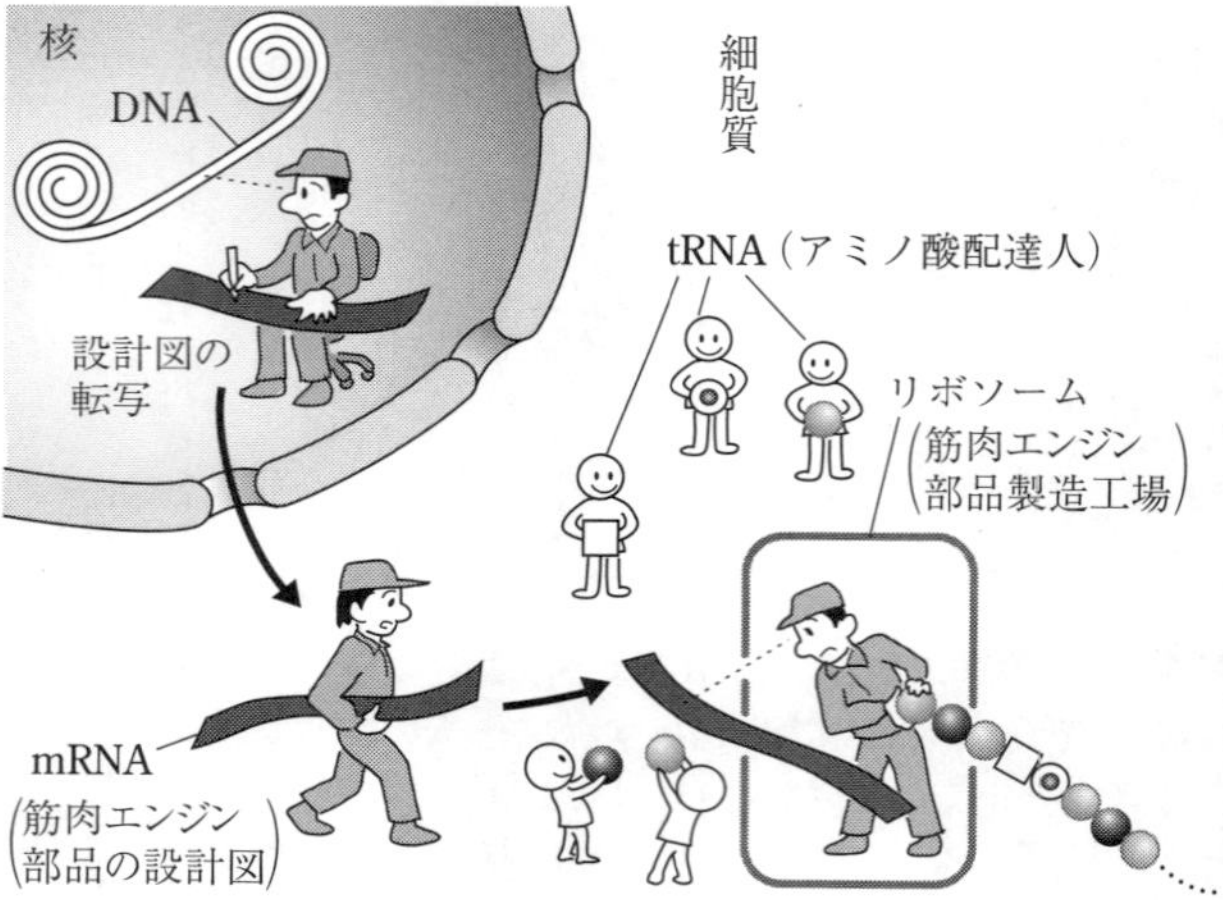

図２－４　DNA上の筋肉エンジン設計図がmRNAによって写し取られ、筋肉エンジンの部品製造工場（リボソーム）でこの設計図にしたがってアミノ酸が連結されてゆくしくみの、擬人的模式図

アミノ酸一個のコドンの分だけ、小刻みに移動しながら筋肉エンジンの部品となるタンパク質を製造してゆくのである。以上のしくみを擬人化してまとめたものが図２－４である。この製造はストップコドンのところで終了する。

このようにして製造された筋肉エンジン部品としてのタンパク質は自動的に組み合わさって筋肉エンジンとなり、古い筋肉エンジンとどんどん置き換えられてゆく。したがって筋肉はつねに「新品」なのである。

なお、これらの部品が細胞質中の適当な場所に集められ、立体的に整然と配列されて筋肉エンジンを組み立てるしくみの詳細は不明で神秘的である。この組み立て過程はＤＮＡに全く書き込まれておらず、細胞の細胞質中の「場」の未知のはたらきによるものであろう。自然界はまだわからないことに満ちている。

２−２　筋肉エンジン部品製造工場の活動は筋肉の活動が決定する

ＤＮＡの設計図を核外に持ち出して筋肉エンジンの部品を製造するｍＲＮＡのはたらきは、筋肉エンジンの活動によって生ずる物質（自動車のエンジンで言えば排気ガス）の量と、筋肉エンジンの活動にともなう筋肉部品のミクロな損傷の程度によって決まる。つまり筋肉エンジン部品の製造は筋肉がどのくらい活動しているかによって決定されているのである。言い換えれば、筋肉エンジンの製造は筋肉エンジンの活動を維持するように調節されているということになる。

このような、製造される物質自身の活動がその物質の製造を調節するという原理は広く生体内の現象に見られる。この生体特有の原理により、運動選手がトレーニングによって筋肉を使うほど筋肉エンジン製造はさかんになり、逆に筋肉を使わなければこの活動は衰えるか停止する。これは自動車が売れれば工場でどんどん生産が進み、売れなければ工場の操業が停止するという関係に例えることができる。

宇宙飛行士が無重力状態に長期間おかれると、通常われわれの身体を地球の重力に抗して支えている「抗重力筋」は急速に退化する。なぜなら、古くなった筋肉エンジン部品はどんどん分解され除去されるのに、重力がなければ抗重力筋の活動は停止するため、そのエンジン部品の製造量が急激に減少するからである。このため宇宙から帰還したばかりの宇宙飛行士は自力で歩行することができなくなっている。

筋肉の活動によって生ずる物質がｍＲＮＡのはたらきを介して筋肉エンジンの製造活動を調節するしくみは、カスケード反応という化学物質の連鎖反応が関係している。このしくみはわれわれの健康の維持と増進をトレーニングによって達成するしくみの根底をなす重要なものなので、第５章で詳しく解説しよう。

2−3 筋肉の構造とはたらき

われわれの身体を動かす骨格筋は、関節をまたいでその両側の骨に腱で付着している。図２−５はわれわれの腕の関節を動かす筋肉を示したものである。上腕二頭筋が収縮して短くなれば腕の関節は曲がり、上腕三頭筋が収縮して短くなれば関節は伸びる。このように関節の運動はこれを曲げる屈筋と、これを伸ばす伸筋により行われる。一対の屈筋と伸筋をまとめて拮抗筋という。

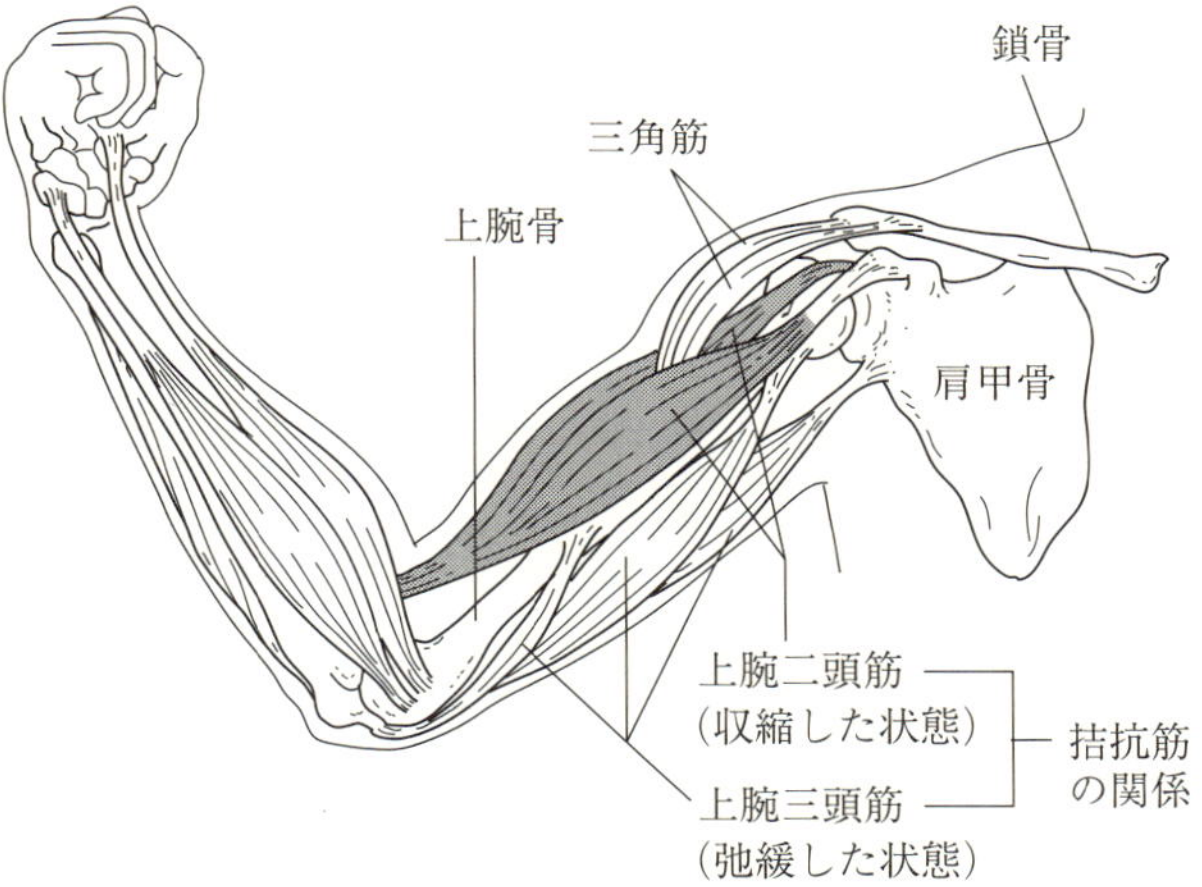

図2-5　腕の関節を動かす骨格筋のはたらき

われわれが物体を持ち上げたり、野球でバットを振りまわしたりするとき、関節の根元には「てこ」の原理により大きな荷重が加わる。筋肉はこの大きな荷重に抗して関節を動かすため大きな力を発生しなければならず、その内部におびただしい数の筋肉エンジンを持っている。個々の筋肉エンジンはおそろしく微小なものだが、天文学的な数が集まって同時に働くとき大きな力を発生する。ヒトの骨格筋が出しうる力を足し合わせると驚くべきことに二〇トンにもなる。

図2－6（次ページ）に筋肉の構造を示した。筋肉は多数の筋細胞（筋線維）の束からなる。さらに筋線維は多数の筋原線維の束からなる。筋原線維は二種類の筋フィラメント（アクチンフィラメントとミオシンフィラメント）の束で、周期的構造を持っている。この筋フィラメントの束が、

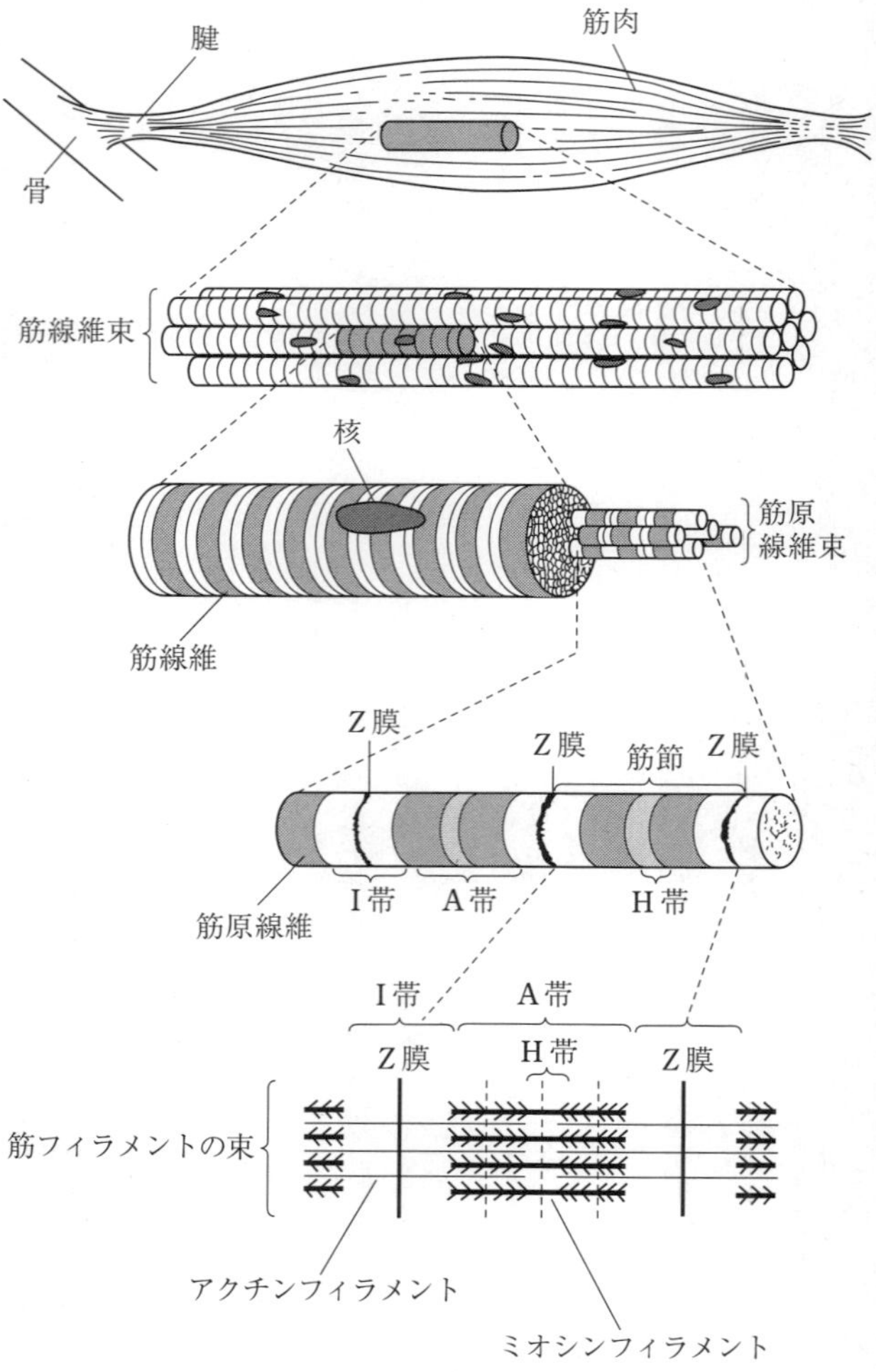
腱
筋肉
骨
筋線維束
核
筋原
線維束
筋線維
Z膜
Z膜
筋節
Z膜
I帯
A帯
H帯
筋原線維
I帯
A帯
Z膜
H帯
Z膜
筋フィラメントの束
アクチンフィラメント
ミオシンフィラメント

図2－6　筋肉の構造

筋肉の機能をになう筋肉エンジンとして働いているのである。

2－4　超マイクロマシンとしての筋肉エンジンの構造

筋肉エンジンの基本的な構造は自動車のエンジンに比べると見かけ上はるかにシンプルで、エンジンの動力を発生する最重要部はただ二種類のひも状の筋フィラメントからなる。一方はミオシンというタンパク質からなるミオシンフィラメントで、他方はアクチンというタンパク質からなるアクチンフィラメントである。ミオシンとアクチンは筋肉の実質（重量）の大部分（八〇％以上）を占めており、いずれもアミノ酸がつながってできたものである。つまりわれわれが食べるステーキはミオシンとアクチンなのである。

筋肉が収縮する分子的なしくみの説明は第3章で述べるので、ここでは筋フィラメントの構造とはたらきについてごく簡単に説明しよう。

まずミオシンは分子量約五〇万の巨大タンパク質で、頭が二つあるオタマジャクシのような形をしている（次ページ図2－7Ⓐ）。つまりミオシン分子には二個の頭と一本の尾がある。ミオシン分子の長さは約一五〇ナノメートルである（一ナノメートルは一〇億分の一m）。一方アクチンは分子量四万の球形のタンパク質でその直径は約五ナノメートルである。この微小なミオシ

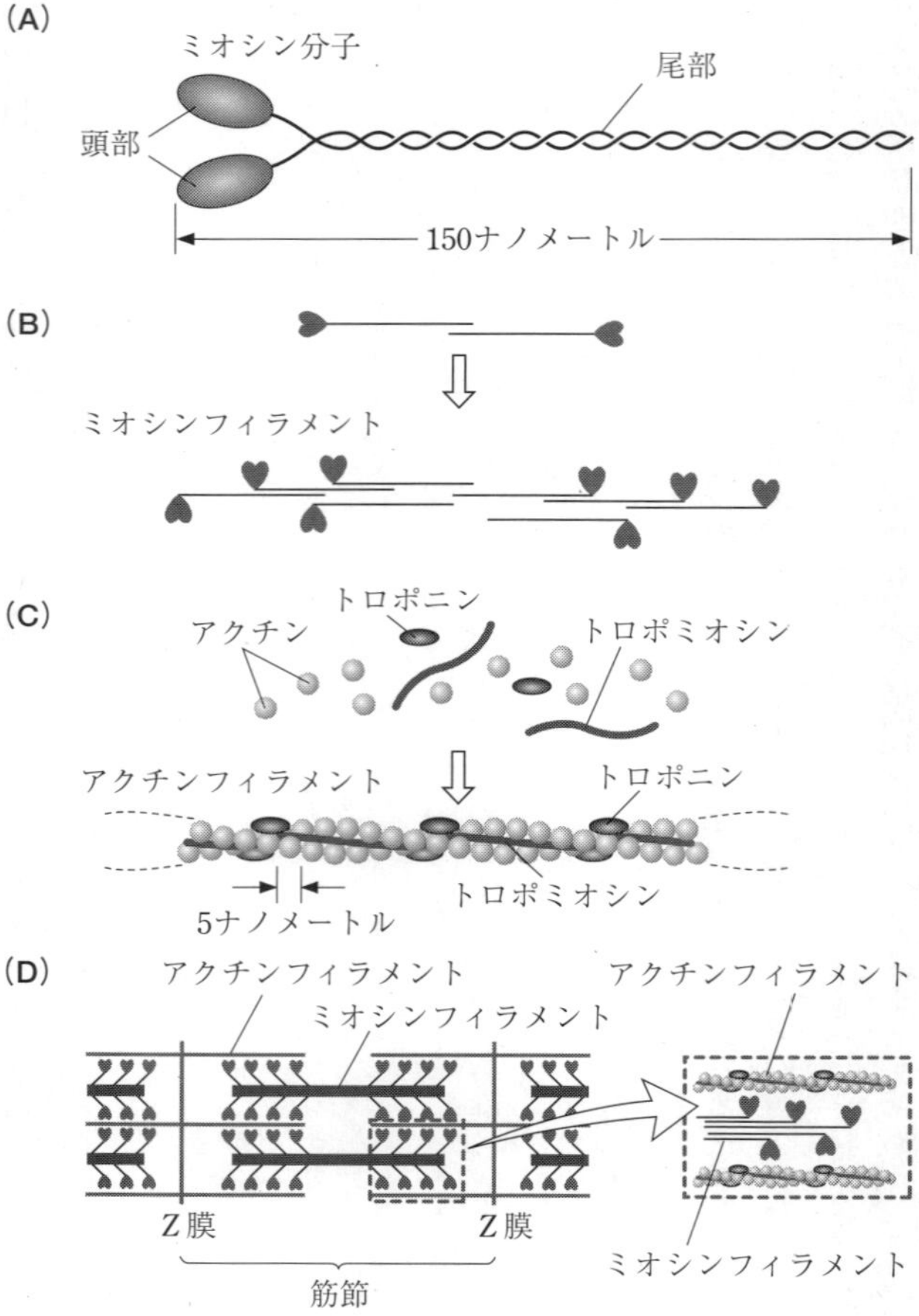

図2-7　筋肉エンジン（筋フィラメント）の構造

ン分子とアクチン分子が筋肉エンジンの動力をつくり出す。つまり筋肉はまさに超マイクロマシンなのである。

ミオシンもアクチンも適当な条件下で自然により集まってフィラメントを形成する。ミオシンフィラメントの軸はミオシン分子の尾部が束になったもので、ミオシンの頭部はこのミオシンフィラメントの側面から突き出ている（図２－７Ⓑ）。また、球形のアクチン分子が結合してできた二本のフィラメントがらせん状により合わさってアクチンフィラメントとなる（図２－７Ⓒ）。このときトロポミオシンという細長い分子とトロポニンという丸っこい分子がアクチンフィラメントに付着する。

筋細胞内でこれらの筋フィラメントは立体格子状の構造をつくり、この構造は筋肉の長さに沿って周期的なくり返しがある（図２－７Ⓓ、図２－６下の図も参照）。この周期はＺ膜という構造で区切られている。この周期構造の単位を筋節という。筋節の長さは脊椎動物の筋肉で約二マイクロメートル（一マイクロメートルは一〇〇万分の一ｍ）で、ミオシンフィラメントはこの筋節の中央にあり、アクチンフィラメントはＺ膜という構造から左右に伸びてミオシンフィラメントと平行に向き合っている。このためミオシンフィラメントから側面に突き出たミオシン頭部はアクチンフィラメントと結合しうる近距離にある。このように筋フィラメント格子をつくるタンパク質の寸法の単位はマイクロメートルまたはナノメートルで、まさにミクロの世界である。

2-5　筋肉エンジンのはたらきをコントロールする調節タンパク質

後で詳しく説明するように、われわれは「意志」の力で身体を動かす骨格筋のはたらきをコントロールしている。このため骨格筋にはわれわれの「意志」の命令を受け取り、これを筋肉に伝える「受け皿」が必要である。この受け皿は骨格筋ではアクチンフィラメント上に存在する二種のタンパク質である。一つはトロポミオシンというひも状のタンパク質で、アクチンフィラメントの二重らせんのくぼみに沿ってアクチンフィラメントに巻きついている。今ひとつはトロポニンという丸っこい形のタンパク質で、アクチンフィラメントのらせんの一つのピッチごとに、こぶのようにアクチンフィラメントに結合している（図2-7(C)）。これら二種のタンパク質を調節タンパク質といい、筋肉エンジンそのもののはたらきには必要ないが、筋肉エンジンのはたらきを自由意志でコントロールするのに不可欠なものである。これらのはたらきについては第4章で説明する。

第3章

筋肉エンジンが動力を発生するメカニズム

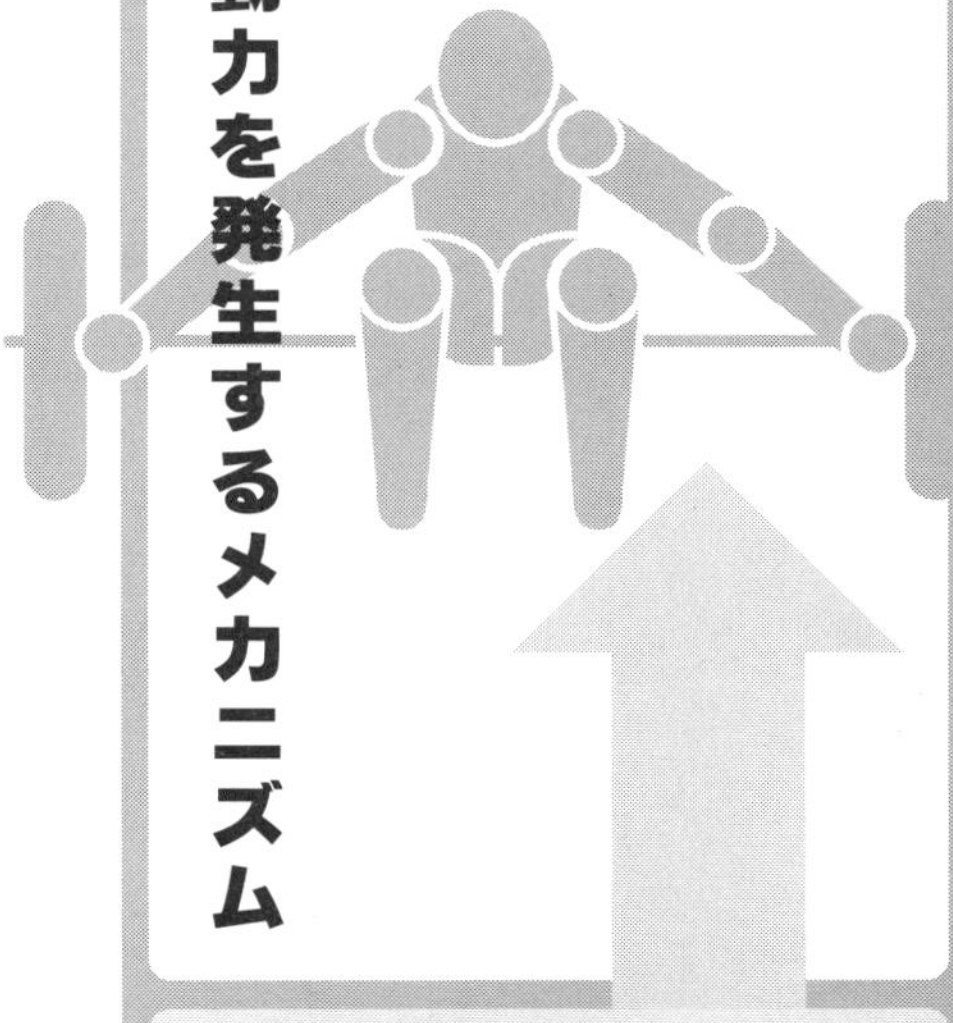

3—1　筋肉エンジンのシリンダーはミオシン分子の頭部である

自動車のエンジンは、まずシリンダー内にガソリンを入れ、次いでスパークプラグの火花によってこれを急激に燃焼つまり爆発させる。この爆発によって生ずるシリンダー内の圧力によってクランクシャフトを回転させて動力を取り出す（図3—1）。近年自動車エンジンの効率（ガソリンの燃焼エネルギーを仕事に変える割合）は技術の進歩により向上し、最大効率は三〇％に達している。

おもしろいことに筋肉がＡＴＰの化学エネルギーを動力に変える最大効率は六〇％で自動車エンジンの約二倍であるが、呼吸により体内に取り入れた酸素で糖質を燃焼させＡＴＰを製造する過程を含めた筋肉の効率（糖質の燃焼エネルギーを仕事に変える割合）はやはり約三〇％である。ただしこれは自動車エンジンの全体としての効率が筋肉に追いついたことには全くならない。なぜなら石油からガソリンを精製するのに膨大なエネルギーを要するからである。

さて、筋肉で自動車のエンジンのシリンダーに相当するのは何であろうか？　それはミオシンフィラメントから突き出たミオシン分子の頭部なのである。自動車のエンジンのシリンダーがまずガソリンを吸い込むように、ミオシンの頭部にはＡＴＰ分子を吸い込むＡＴＰポケットという

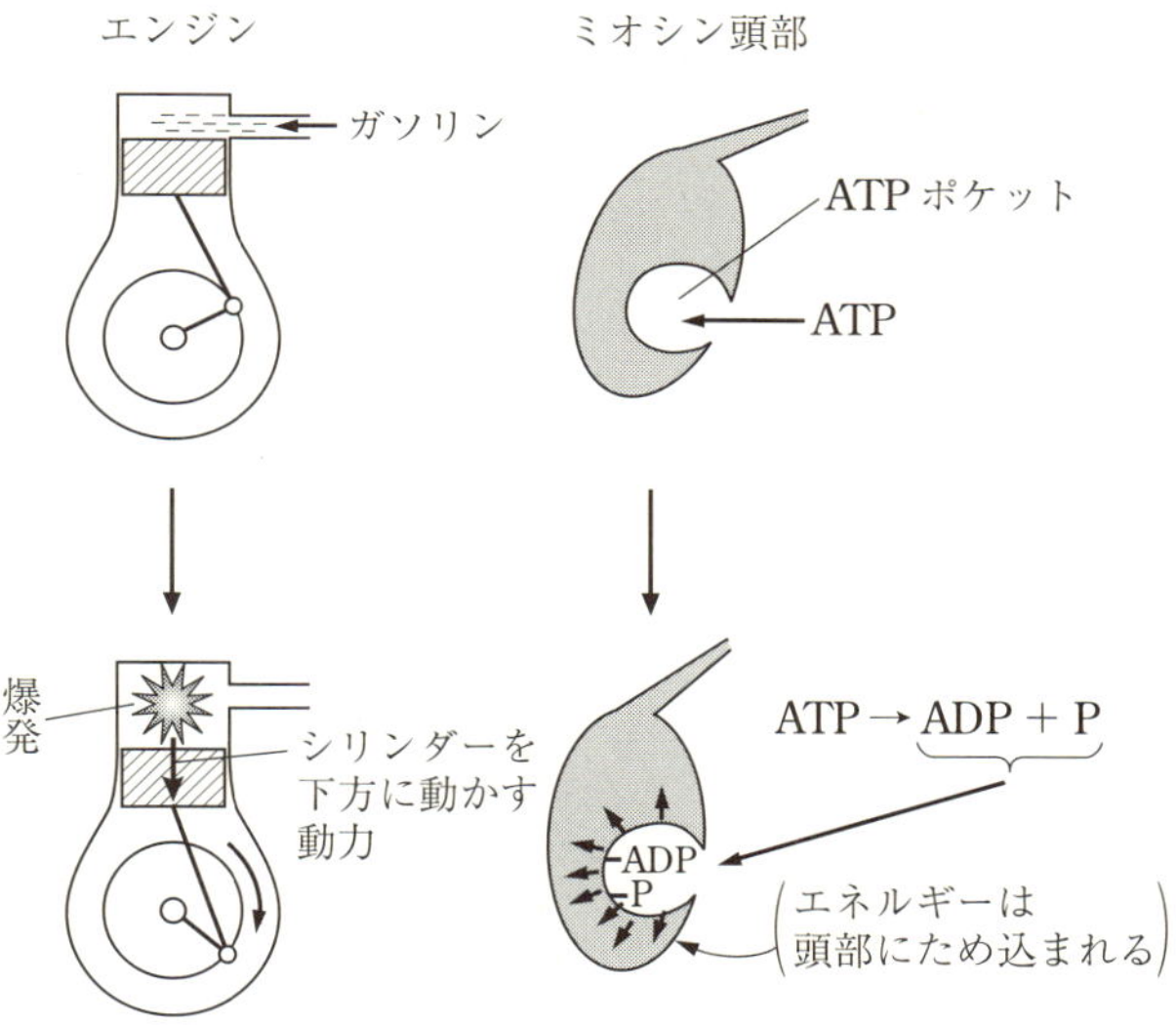

図3-1　筋肉エンジンのシリンダーとしてのミオシン頭部

くぼみがある。ATPポケットに吸い込まれたATPは、ここでミオシン頭部によってADPとPに分解される。つまりミオシン頭部はATPを分解する酵素である。

ミオシン頭部のATPポケット内でATPがADPとPに分解するとき、つまり高エネルギーリン酸結合が切れるときには、水溶液中でATPがADPとPに分解するときのような化学エネルギーの爆発的放出（24ページ図1-5Ⓑ参照）は起こらず、放出される化学エネルギーはミオシン頭部内にふしぎで巧妙なしくみによって一時的にため込まれるのである。このときATPはATPポケット内でADPとPに分解されているのであるが、これらのＡＴＰ分解産物は数十秒という長い期間それぞれＡＴＰポケットにとどまった後にようやくミオシン頭部から離れてゆく。

一般に酵素がある物質を分解する際、酵素が分解産物と結合した状態（反応中間体という）を経由するが、この反応中間体の寿命はきわめて短い。これは酵素反応がすみやかに進行するのに必要で目的にかなっている。しかしミオシン頭部がＡＴＰを分解する際の反応中間体は異常な長寿命（室温で二〇〜三〇秒）なのである。この現象は大阪大学の殿村雄治によって発見された。

ＡＴＰの分解による爆発的な化学エネルギーがいかにしてミオシンの頭部に吸収され長時間保持され、後で説明するように筋肉を動かす動力として使用されるかは、現在も全く謎である。「自然は人類よりもはるかに賢い」という格言は、自然界のこの小部分にも厳然として成立しているのである。

3−2　筋肉が休んでいてもＡＴＰはゆっくり分解されている

われわれの身体の筋肉が弛緩して休んでいるときでも、ミオシン頭部は周囲のＡＴＰ分子をＡＴＰポケットに取り込んでＡＤＰとＰに分解し、これらが数十秒経って離れてゆくときにＡＴＰ分解の化学エネルギーを熱として発生する。この熱はわれわれのような恒温動物が体温を維持するのに使われているのである。筋肉が休んでいるとき、各々のミオシン頭部は数十秒に一回というきわめてゆっくりした速度でＡＴＰを分解するので、ＡＴＰの消費速度はきわめて小さく、ＡＴＰの分解により発生する熱はちょうど体温が外気に放散して低下してゆく量とバランスがとれている。

このように、筋肉が休んでいても筋肉エンジンのシリンダーであるミオシン頭部がゆっくりＡＴＰを分解していることは、自動車が止まっているときエンジンがアイドリング回転をしていることに例えられよう。

近頃は排気ガス対策のため、エンジンにアイドリング回転をさせずにエンジンのスイッチを切ることが奨励されている。しかしこれでは急に車を発車させる必要が生じたときまずスイッチを入れることから始めなければならず、急場に間に合わないこともありうる。

野生動物はつねに天敵にねらわれているので、たとえ経済的であっても筋肉エンジンのスイッチを切るような危険なことはやらないのである。これをやっているのは第7章で説明する二枚貝の貝柱の筋肉だけである。

3－3　筋肉エンジンの作動原理はリニアモーターである

筋肉が休んでいる（弛緩した）状態から、収縮して身体を動かす状態への移り変わりはわれわれの「自由意志」でコントロールされている。ここではまず、筋肉が収縮している状態で二種の筋フィラメントの間で何が起こっているかを説明しよう。

ミオシンフィラメントから突き出たミオシン頭部は、向かい合ったアクチンフィラメントに十分届く距離にある。しかし筋肉が弛緩しているときには、ミオシン頭部はアクチンフィラメントと反応することは全くない。これはアクチンフィラメント上のトロポミオシンとトロポニンという二種の調節タンパク質がミオシン頭部とアクチンの間の化学反応を停止させているためである。

われわれの「身体を動かそう」という自由意志が運動神経により電気信号として筋肉に伝えられると、この調節タンパク質による抑制が解除され、まずミオシン頭部がアクチンフィラメントと結合し、ミオシン頭部のATPポケット中に長時間とどまっていたATP分解産物（ADPとP）は直ちにポケットの外に放出される（図3－2）。このときミオシン頭部に保持されていたATP分解の化学エネルギーはその形を変え、筋肉の収縮を引き起こす力学的エネルギーとして用いられる。

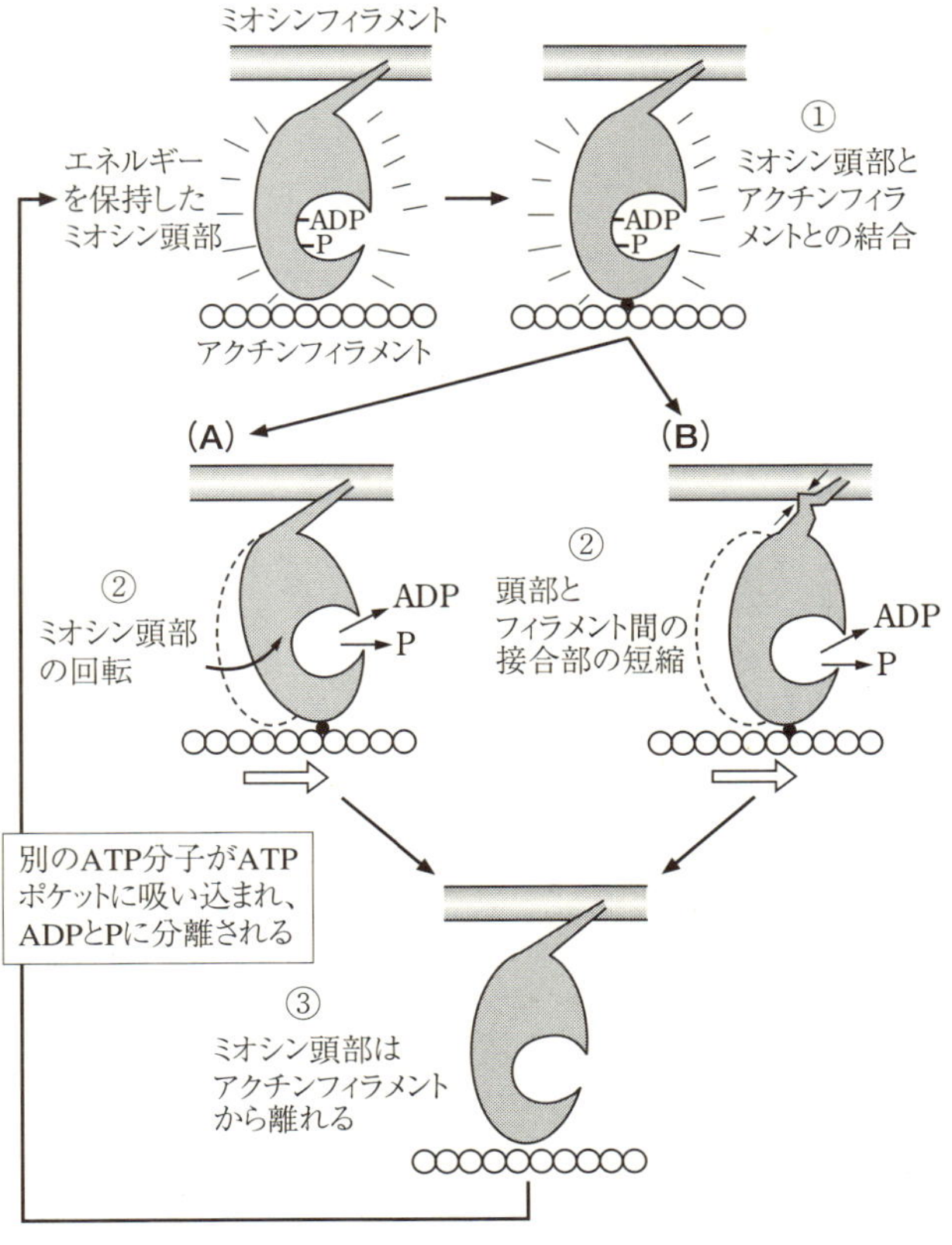

図3-2　アクチンフィラメントとミオシンフィラメント間の滑りを起こす、ミオシンのはたらきの想像図

このときミオシン分子の構造に変化が起こることは確実であるが、多くの研究者の努力にもかかわらず、このミオシンの構造変化の実態は不明である。ここでも「自然は人類よりもはるかに賢い」のである。筆者も世界の多くの研究者とともに三〇年来この問題に取り組んできたが、とうとう明らかな解答が得られないまま研究生活から引退しようとしている。

この問題をわきに置くとして、確実にわかっていることは、ATPの分解によって得られる力学的エネルギーがミオシン頭部とアクチンフィラメント間の「滑り」を起こすことである。この滑りは筋肉が収縮を起こす方向、つまり筋肉の長軸方向にのみ起こる。

この滑り運動中、ミオシンフィラメントとアクチンフィラメントの長さは全く変化しない。つまり筋肉の収縮はこれら二種の筋フィラメントが互いに滑りあう現象なのである。これを筋肉の滑り機構といい、一九五〇年代に英国のH・E・ハクスレー（図3－3）らによって発見された。

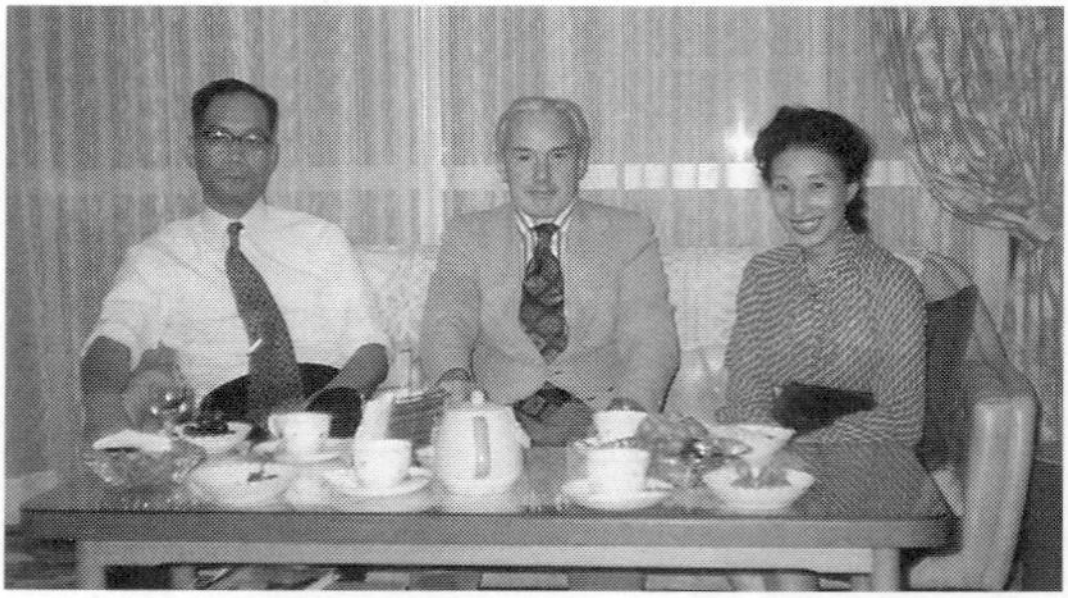
図3－3　H・E・ハクスレーと筆者。1978年9月、筆者自宅にて

したがって筋肉エンジンは自動車のエンジンのようにシリンダー内のガソリンの爆発によるクランクシャフトの回転運動から動力をつくり出すのではなく、直線運動により動力をつくり出すのである。この原理は現在実用化がなされつつあるリニアモーターによる超高速列車の原理と類似しており、筋肉エンジンはリニアモーターの一種であると言える。

アクチンフィラメントとミオシンフィラメントの間の滑りのメカニズムは、ミオシン頭部とアクチンフィラメントの間で結合・解離サイクルが起こることによると考えられる。図3－2に代表的な仮説の例を示す。(A)では①まずミオシン頭部がアクチンフィラメントと結合したのち、②ミオシン頭部がアクチンフィラメントと結合したまま結合の角度を変え（ミオシン頭部の回転）、③次いでミオシン頭部はアクチンフィラメントから離れる、という三段階をくり返す。つまり②の段階でアクチンフィラメントとミオシンフィラメント間の滑りが起こる。③の段階でアクチンフィラメントとミオシン頭部は離れ、ミオシン頭部は②の回転した状態から①の状態にもどるが、②の段階で起こったフィラメント間の滑りは残されるのである。

(B)では②の段階でミオシン頭部は回転せず、ミオシン頭部とミオシンフィラメント本体をつなげている接合部分が短縮することによりフィラメント間の滑りが起こる。これは筆者らの仮説である。いずれの仮説でも②の段階でフィラメント間の滑りを起こすミオシン分子の変形が仮定されている。

3-4 筋肉エンジンの作動サイクル

筋肉エンジンにおけるアクチンとミオシンとの反応サイクルは、一般に以下のように考えられている。ここではミオシン頭部をM、アクチンフィラメントをAで表すことにする。まず、ATPポケット中のATPの分解産物（ADPとP）と結合しているミオシン頭部は、

$$M\genfrac{}{}{0pt}{}{\diagup ADP}{\diagdown P}$$

と表される。

ミオシン頭部がアクチンと結合するとATPポケットからADPとPが直ちに放出され、これと同時にMに保持されていたATP分解の化学エネルギーが放出される。この反応をまとめると、

$$M\genfrac{}{}{0pt}{}{\diagup ADP}{\diagdown P} + A \longrightarrow AM + ADP + P + \text{［エネルギー］} \qquad (1)$$

となる。AMはアクチンとミオシン頭部が結合していることを示している。ここで発生するエネルギーのかなりの部分（最大で約六〇％）が筋フィラメント間の滑り、つまり筋肉エンジンのリニアモーターとしての動力となる力学的エネルギーに利用され、残りは熱となって放出される。

(1)式の反応で空になったミオシン頭部のＡＴＰポケットには、直ちにまた周囲のＡＴＰ分子が取り込まれる。このときミオシン頭部はアクチンフィラメントから離れる。この反応は、

ＡＭ＋ＡＴＰ ⟶ Ａ＋Ｍ—ＡＴＰ　(2)

である。ＡＴＰポケット中でＡＴＰはすみやかにＡＤＰとＰに分解される。

Ｍ—ＡＴＰ ⟶ Ｍ＜ＡＤＰ, Ｐ　(3)

筋肉が収縮しているときには(1)→(2)→(3)の反応サイクルがくり返して起こり、筋肉はＡＴＰを分解しながら収縮の動力を発生し続けるのである。

以上の筋肉エンジンのＡＴＰ分解をともなうサイクルで、ミオシン頭部Ｍはアクチンフィラメントと結合したり（(1)式）、離れたり（(2)、(3)式）をくり返している。この反応一サイクルごとに一分子のＡＴＰがＡＤＰとＰに分解される。また個々の反応ごとにアクチンフィラメントとミオシンフィラメントは約一〇ナノメートル（一億分の一ｍ）滑り合う。

また筋肉の長さが一定で短縮できない条件下では、筋肉は力を発生する。一分子のミオシンが発生する力は重量にして約10^{-10}ｇである。この値は小さいように思われるが、ミオシン分子の重量（ミオシン分子の質量に作用する重力）の約一億倍の力なのである。

以上の反応サイクルをフィラメント間の滑りも含めて次ページ図３－４に模式的に示す。なお

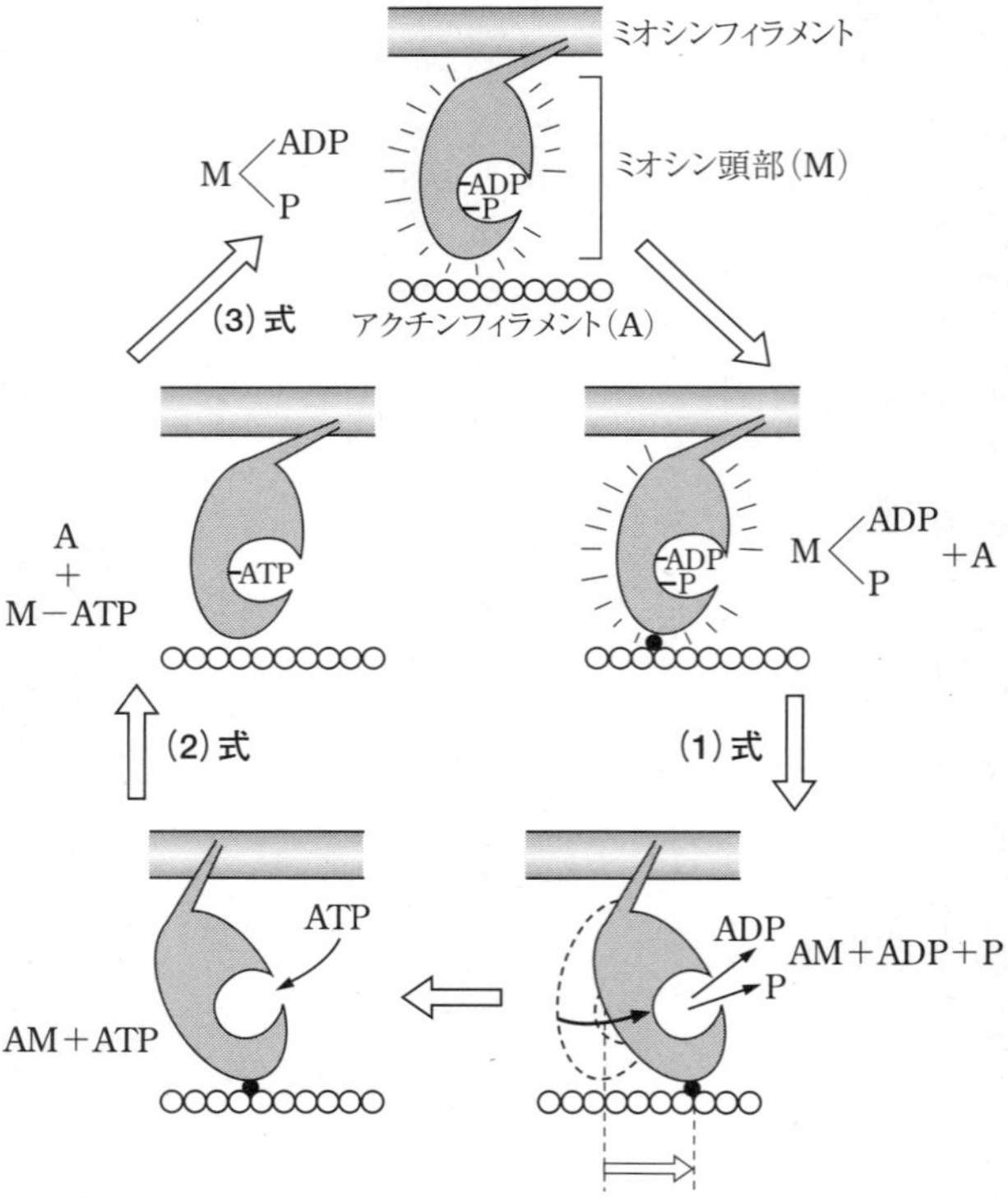

図3-4　筋肉エンジンの作動サイクル

この模式図では便宜上ミオシン頭部がアクチンフィラメントとの結合の角度を変えるため滑りが起こる（図3－2(A)の場合）と仮定されている。本章までを読まれた読者は、筋肉エンジンの機能単位が微小なミオシン分子であること、また筆者が本書の始めに「筋肉はわれわれの体内のマイクロマシンである」と述べた意味をおわかりいただけたと思う。

第4章

筋肉が自由意志によって動くふしぎ

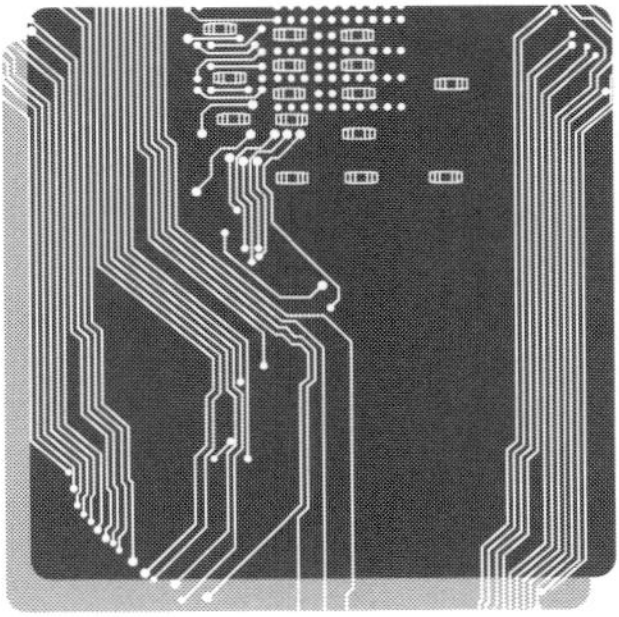

4-1　筋肉エンジンの化学反応は電気信号によってコントロールされている

われわれは、身体が意志のままに動くことは太陽が東から昇って西に沈むのと同様に至極「あたりまえ」のことであると考えている。しかしよく考えてみると、アクチンとミオシンのようなタンパク質やATPのような化合物の反応を意志のままにコントロールできることは大きなふしぎである。このふしぎは身体の動きが不自由になって初めて実感されるであろう。

筋肉の収縮など動物の体内の器官のはたらきは、コンピューターシステムのように電気信号によってコントロールされている。このことが明らかになるまでには長い研究の歴史がある。

一七九〇年、イタリアのガルバーニは、皮をむいたカエルの下半身を水にぬれた二種の金属とつなげると下半身の筋肉が勢いよく収縮することを発見した。この発見から、同国人のボルタが二種の金属間に電流が流れることを発見し、この原理を利用して電池を発明したことはよく知られている。つまり生体の組織は微弱な電流に敏感に反応するのである。

このガルバーニの発見がもととなって、筋肉の収縮は運動神経の電気信号（活動電位）によってコントロールされていることが明らかにされた。図4-1はボルタ（左端に座っている）がナポレオン一世の前でカエルの筋肉を収縮させる実験を供覧しているところである。ナポレオン一

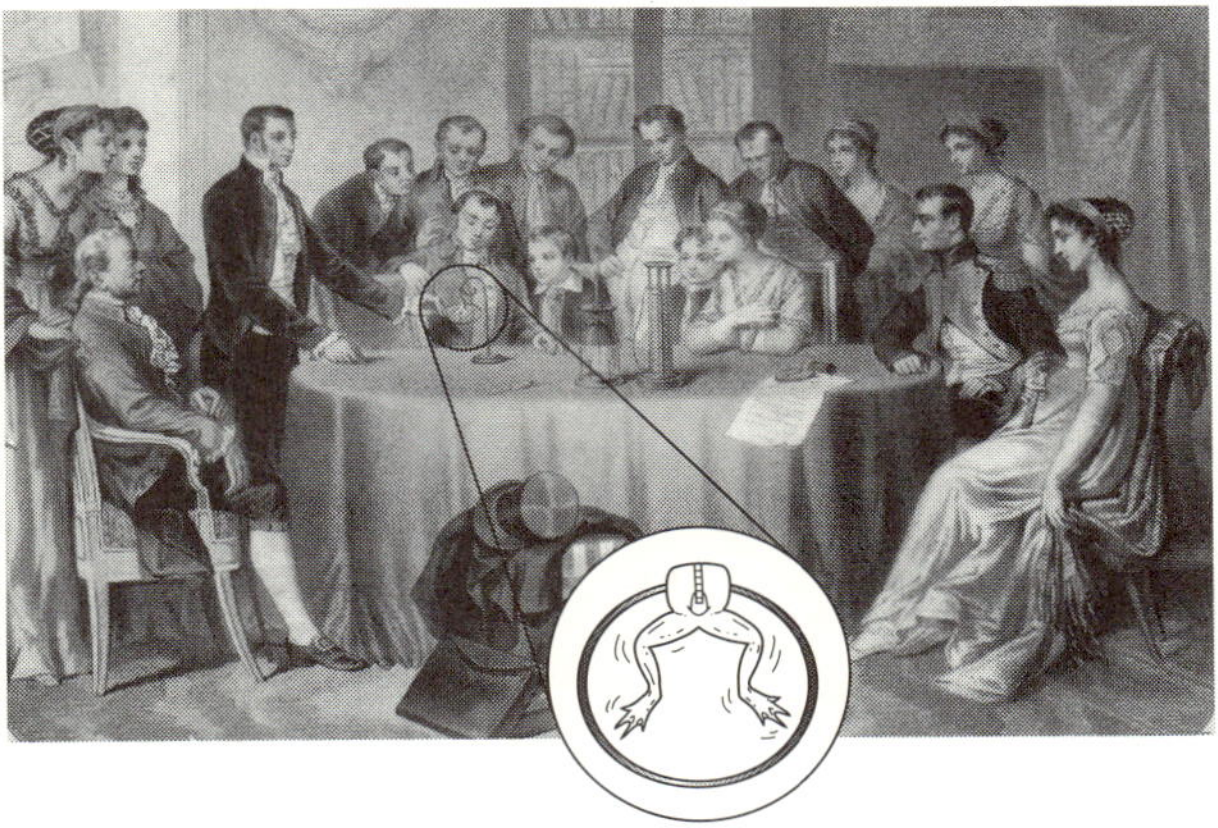

図4－1　ボルタによる、ナポレオン夫妻の面前での、金属弓によるカエルの脚の収縮（はめ込んだ拡大図）の供覧

世は若い頃、パドバ大学でボルタの講義を受けていた。活動電位の性質が英国のA・F・ハクスレーらにより解明されたのはガルバーニやボルタの時代から百数十年後、現在テレビやパソコンのモニターなどに広く使われている陰極線オシロスコープが開発されてからである。

体内で電気信号を伝える神経系を構成する神経細胞をニューロンという。次ページ図4－2(A)に示すように、ニューロンは細胞の本体と、長く伸びた一本の軸索からなる。神経系の電気信号はこの軸索にそっていろいろな器官に伝えられる。ニューロンを含むすべての細胞は細胞膜に囲まれている。細胞膜はリン脂質という物質の分子が二列に並んだ二分子層で、電流を通さない絶縁体である。われわれが用いているすべての電気機器は絶縁性の基板の上に電気回路の部品が接続されてい

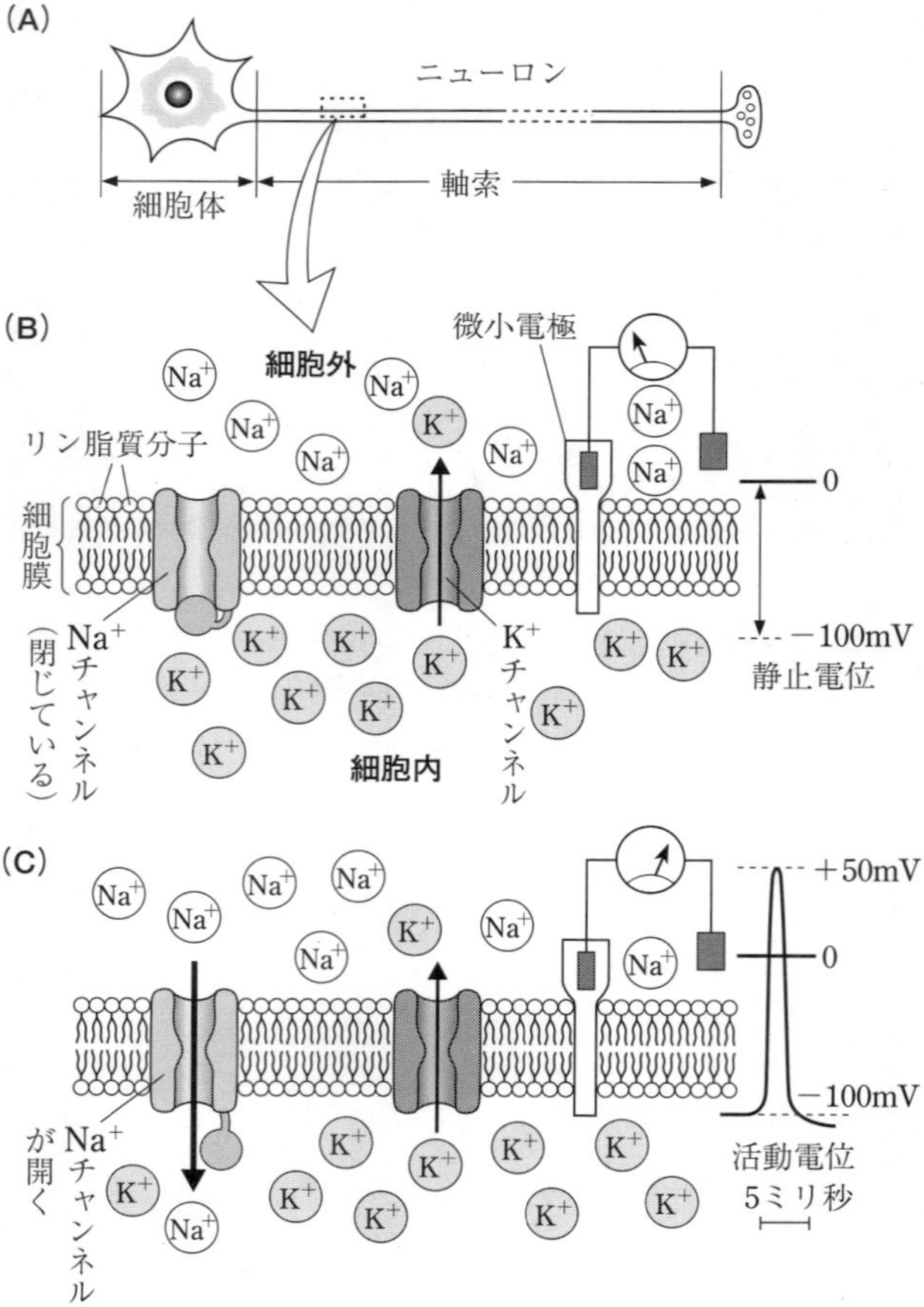

図 4-2　ニューロン軸索の細胞膜に発生する活動電位

る。細胞膜は生体電気信号回路の基板に相当するものである。

細胞膜で電気信号を発生する電気回路の部品は、細胞膜の両側の水溶液（細胞外液と細胞内液）中のカリウムイオン（K^+）やナトリウムイオン（Na^+）が細胞膜を通過するための通路で、これをイオンチャンネルという。イオンチャンネルは細胞膜を内外方向に貫通するタンパク質の中空の管で（図4－2(B)）、イオンの種類を識別することができ、ある特定のイオンのみを通過させる機能を持つ。例えばK^+チャンネルはK^+のみ、Na^+チャンネルはNa^+のみを通過させる。

生体電気信号の単位は軸索の細胞膜で発生する活動電位である。ガラス細管でできた微小電極を細胞膜の内側に刺入し、細胞外液中に置いた電極との間の電圧を測定すると、細胞膜の外側が正、内側が負の約一〇〇mV（〇・一V）の電圧（静止電位）が測定される。便宜上細胞外液の電位をゼロとすると、細胞内液の電位はマイナス一〇〇mVである。

静止電位は、細胞膜内外でK^+の濃度差が異なり（細胞内が高濃度、細胞外が低濃度）、K^+が静止状態の細胞膜のK^+チャンネルを通って動くことができるために発生する（図4－2(B)）。また細胞膜内外にはNa^+の濃度差（細胞内が低濃度、細胞外が高濃度）もあるが、静止状態の細胞膜のNa^+チャンネルは浴槽のゴム栓のような構造により閉じているので静止電位に影響しない。なお、イオンの濃度差が細胞膜内外の電位差を生ずるしくみは説明がやや複雑になるので、巻末（186ページ・付録）に補足をつけた。興味のある読者はそちらを参照されたい。

微小電極により細胞膜の内側と外側との間に電圧を加えて細胞膜の内側から外側に向かって外向き電流を流してやると、静止状態では閉じていた細胞膜のNa^+チャンネルが開き細胞外の高濃度のNa^+が細胞内に流入する。このため細胞膜の内側が外側に対してプラス五〇mVになる（図4－2Ⓒ）。この細胞膜内外の電圧（電位差）の急激な変化が活動電位である。つまり活動電位は細胞膜の外向き電流をきっかけにして発生する。

いったん開いたNa^+チャンネルはすぐに閉じるしくみになっているため活動電位は鋭いスパイク状の経過をとり、その持続時間は数ミリ秒（一ミリ秒は一〇〇〇分の一秒）以内である。

活動電位は一定の振幅と時間経過を持ち、発生するかしないかの二通りの状態しかとらない。この性質はわれわれが現在広く用いている単位デジタル信号の性質と同様である。図4－3Ⓐに示すように、単位デジタル信号も振幅と持続時間が一定で、電位レベルは0レベル（0状態）と1レベル（1状態）の二つのレベルの間を往復している。

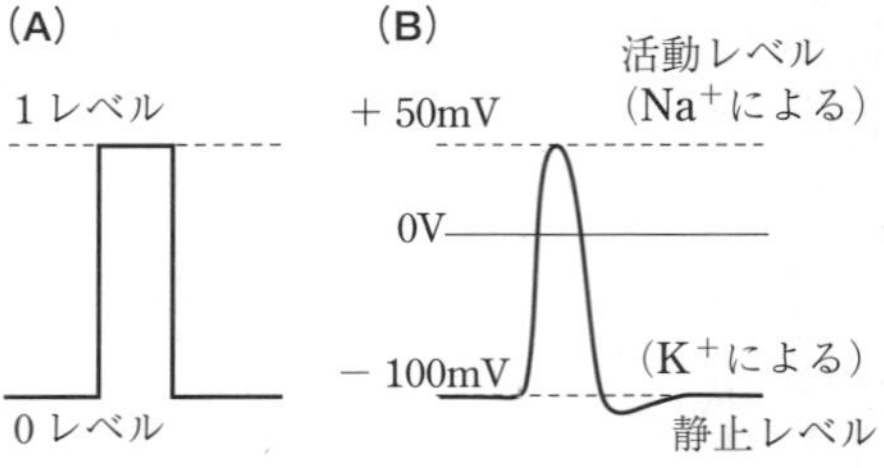

図4－3　(A) 単位デジタル信号と (B) 活動電位の比較

同様に活動電位は静止レベル（マイナス一〇〇mV）と活動電位のピークすなわち活動レベル

（プラス五〇mV）との間を往復していると考えてよい。この場合活動電位の静止レベルは細胞内外のK^+の濃度の比の対数で、活動レベルは細胞内外のNa^+の濃度の比の対数で決まる。つまり活動電位は自然界のデザインによるデジタル信号の一種なのである。

デジタル信号のわかりやすい例はコンパクトディスク（ＣＤ）である。ＣＤの面上には幅と高さが一様な多数の突起があり、各々の突起が単位デジタル信号なのである。レーザー光でこの突起の密度（間隔）の変化を高速でスキャンすることにより、音声を取り出すしくみになっている。

次ページ図４－４(A)、(B)に示すように、細胞膜の両側には⊕イオンと⊖イオンが並んで電気的二重層をつくっている。この電気的二重層は静止電位によって生ずるがイオンの種類とは無関係で、静止電位とは次元が異なる現象である。電気的二重層がどこでも一様なら、どこにも電流は流れない。

活動電位が発生すると、その部位では電気的二重層の細胞膜内外の符号が逆転する。このため細胞外でも細胞内でも⊕の電荷と⊖の電荷がじかに隣り合うことになるので、活動電位発生部位とこれに隣接する静止部位との間に電流が流れる（図４－４(C)）。この電流は静止部位ではK^+により細胞膜を通過して外向きに、活動電位発生部位ではNa^+により細胞膜を通過して内向きに流れる。このK^+の外向き電流により静止部位に活動電位が発生する。より正確にいうと、外向き電流による静止電位の減少（脱分極という）がある限界値に達するとNa^+チャンネルが開き活動

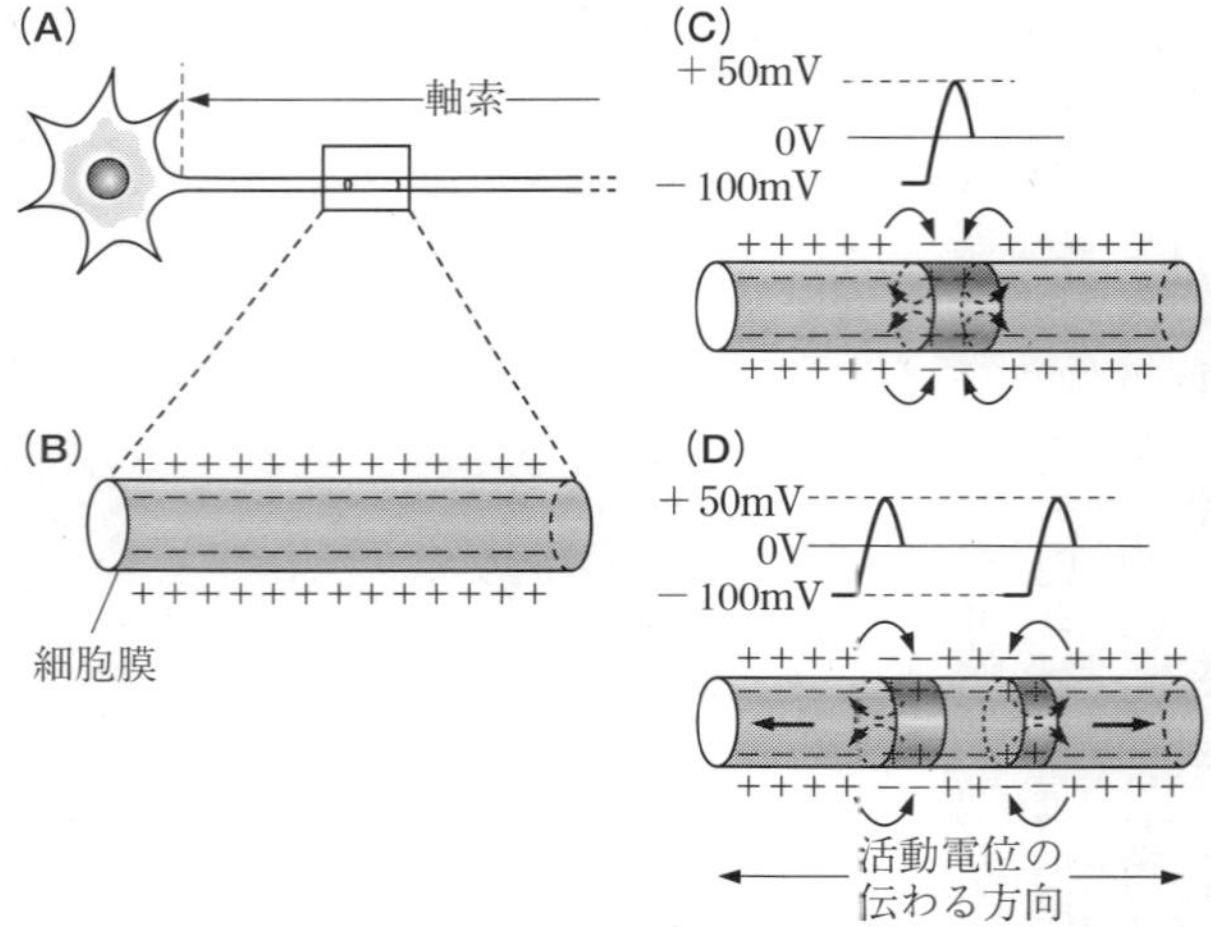

図4－4　ニューロンの軸索に沿っての活動電位の伝導　(A) ニューロンの軸索　(B) 静止状態の軸索。細胞膜には一様に静止電位が存在し、細胞膜内外に外側が⊕、内側が⊖の電気的二重層がある　(C) 軸索の一ヵ所に活動電位が発生すると、隣接する静止部との間に局所電流が流れる　(D) 局所電流は隣接部に外向き電流を起こし、活動電位を発生させる。この結果活動電位は両方向に伝導してゆく

電位が発生する。この臨界的な静止電位減少レベルを発火レベルという。この名称は活動電位の発生を木材などの加熱による発火に例えたものである。

この過程が次々とくり返され、活動電位はニューロンの軸索にそって伝わっていく（図4－4(D)）。これを活動電位の伝導という。軸索の細胞膜はすべて外液に接しているので、活動電位の伝わりは火縄にそって火がじわじわ伝わるしくみと同様である。

なお、図4－4(C)のように

軸索の中央に活動電位が発生する場合、活動電位は左右に向かって伝わってゆく。しかし、生体内では活動電位はニューロンの細胞体の近くで発生するため、軸索に沿って一方向のみに伝わる。

ヒトを含む脊椎動物のニューロン軸索は髄鞘《ずいしょう》という絶縁性のさやに包まれており、約一㎜おきにランビエ絞輪という細い隙間がある。軸索の細胞膜はこの隙間でのみ細胞外液と接している。

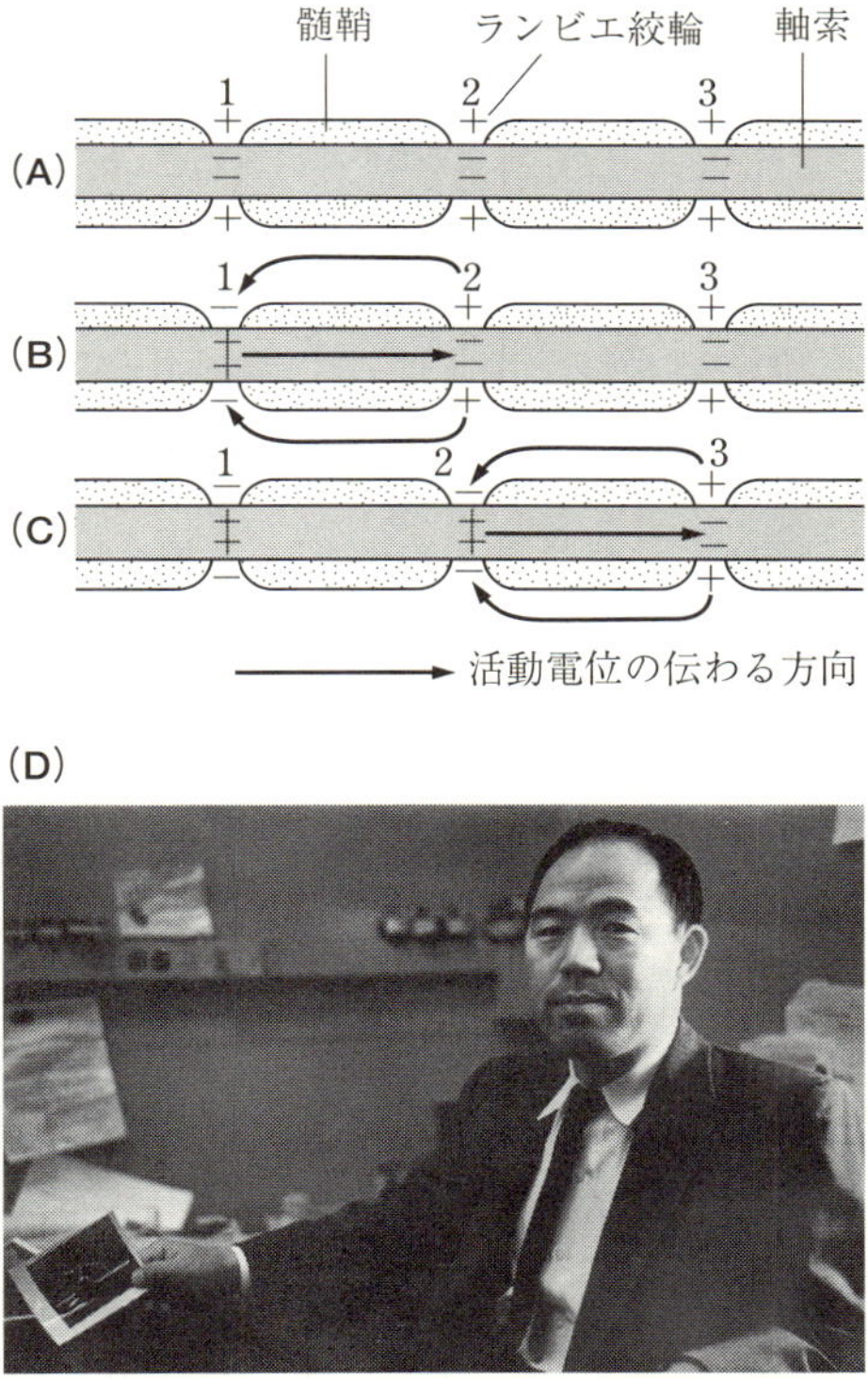

図４－５　髄鞘を持つ軸索での活動電位の跳躍伝導　(A) 静止状態　(B) ランビエ絞輪１で活動電位発生　(C) ランビエ絞輪２で活動電位発生　(D) 跳躍伝導の発見者、田崎一二博士（1940年頃）

日本の田崎一二（当時慶応大）は、髄鞘を持つ軸索では活動電位がランビエ絞輪からランビエ絞輪へと流れる電流により、いわば飛び石をぴょんぴょん飛ぶように伝わることを明らかにした（前ページ図4－5）。この伝導様式を跳躍伝導といい、髄鞘がない場合に比べて伝導速度が著しく速くなる。

田崎がこの画期的な発見をなしとげたのは第二次大戦中であった。研究上の発見は外国の雑誌に発表しなければ無視されてしまう。彼は論文をシベリア鉄道経由でベルリンの権威ある学術誌に投稿した。論文投稿後数ヵ月でベルリンは陥落し瓦礫の山と化したが、さすがにドイツは学問の国だけあって、田崎の論文はちゃんと雑誌に掲載された。ただし彼がこのことを知ったのは、三年後に渡米して大学の図書室でこの雑誌を手にとったときであった。

4－2　自由意志が骨格筋活動をコントロールするメカニズム

図4－6は、大脳皮質によって司られる自由意志が骨格筋の収縮を引き起こす運動神経回路である。まず筋肉を動かそうとする「自由意志」の命令は、大脳皮質運動野のベッツ細胞という巨大ニューロンから送り出される。ベッツ細胞の軸索は大脳皮質からスタートして脊髄を下行し、動かそうとする骨格筋を支配する運動ニューロンに達する。大脳皮質からの軸索と運動ニューロ

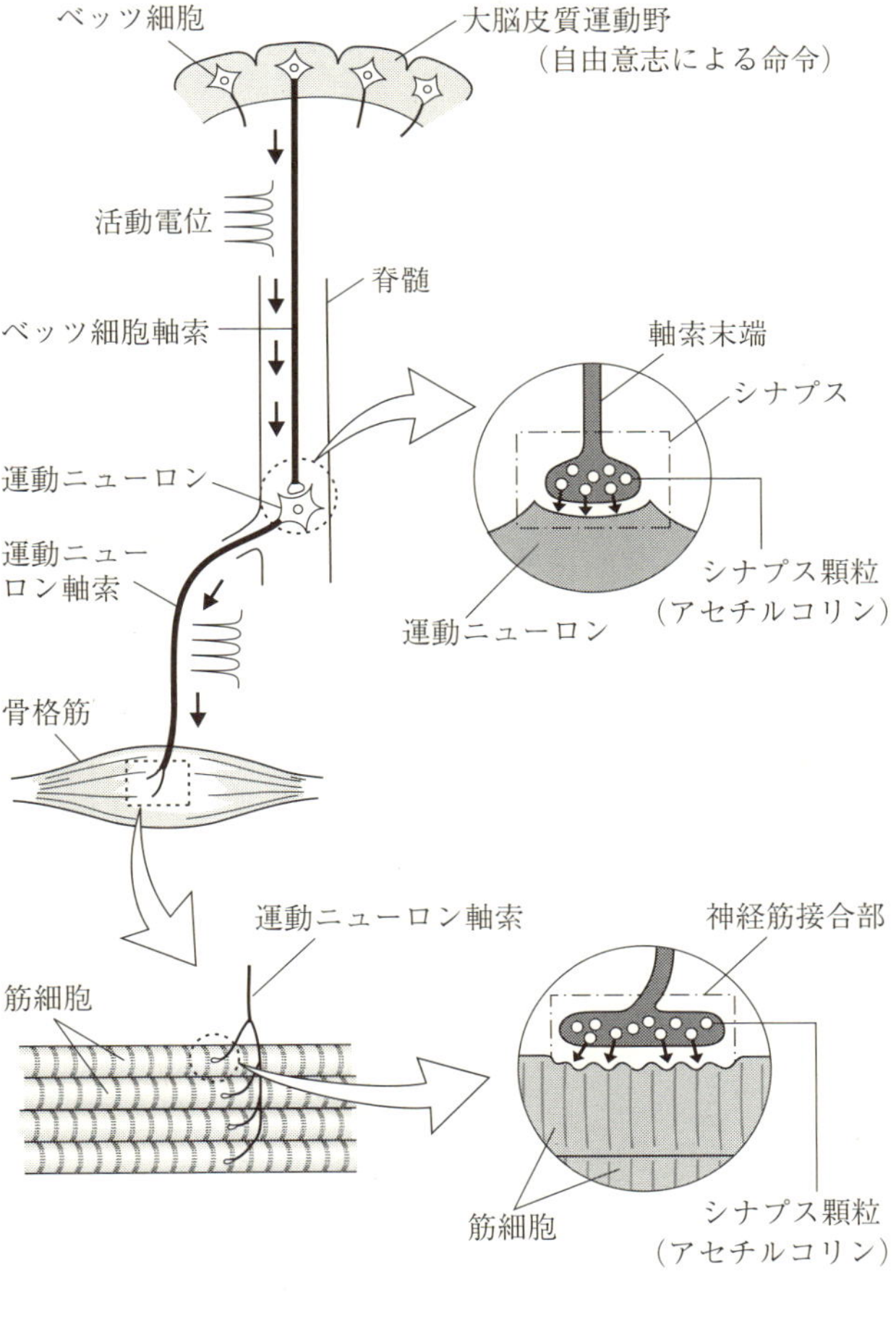

図4-6　自由意志によって骨格筋の収縮を引き起こす運動神経回路

ンの接合部をシナプスという。

運動ニューロンの軸索は脊髄から出て骨格筋に入り、ここで枝分かれして、個々の筋細胞と神経筋接合部を形成する。神経筋接合部もシナプスの一種である。

ベッツ細胞から運動ニューロンの軸索に伝わる活動電位の速度は毎秒約一〇〇mで、時速でいえば毎時三六〇㎞となり新幹線をはるかにしのぐ高速である。これは動物が天敵に襲われたときすみやかに逃げるのに有効である。動物が大脳で状況を判断してベッツ細胞に司令を送り出させるには結構時間がかかる（一〇〇ミリ秒以上）ので、せめて出された命令はすみやかに骨格筋に伝えようということであろう。

4-3 シナプスにおける自由意志の命令の伝導

シナプスにおける軸索の末端に自由意志の命令、つまり活動電位が到着すると、ここからアセチルコリンという化学物質が放出される。アセチルコリンは軸索末端の膨らんだ部分にシナプス顆粒として貯えられている。

シナプスにおける運動ニューロンの細胞膜にはNa^+チャンネルと同様のはたらきを持つアセチルコリン受容体があり、これにアセチルコリンが結合すると細胞膜に脱分極が起こる。これをシ

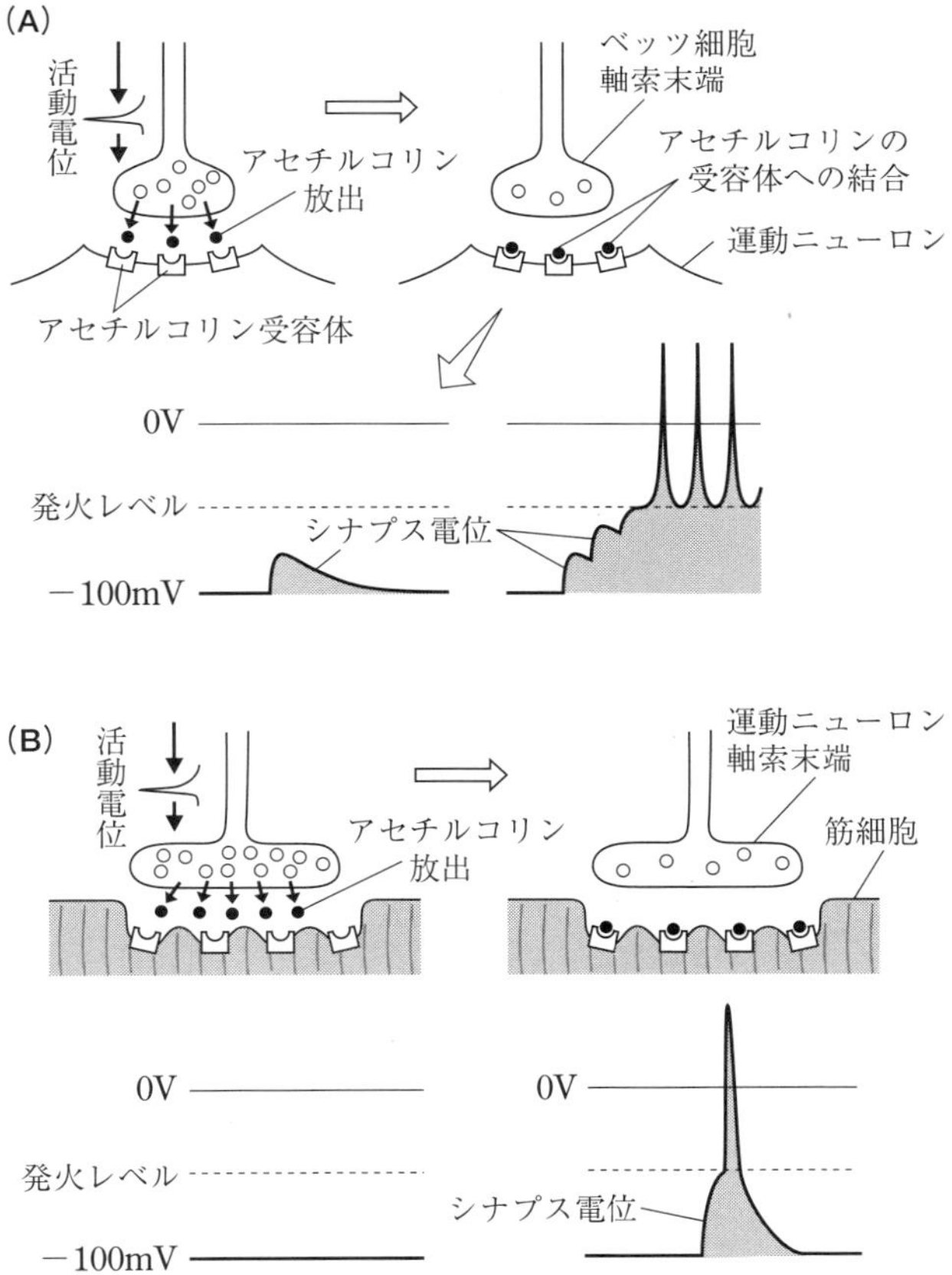

図4-7　(A) シナプス　(B) 神経筋接合部における活動電位の伝わり

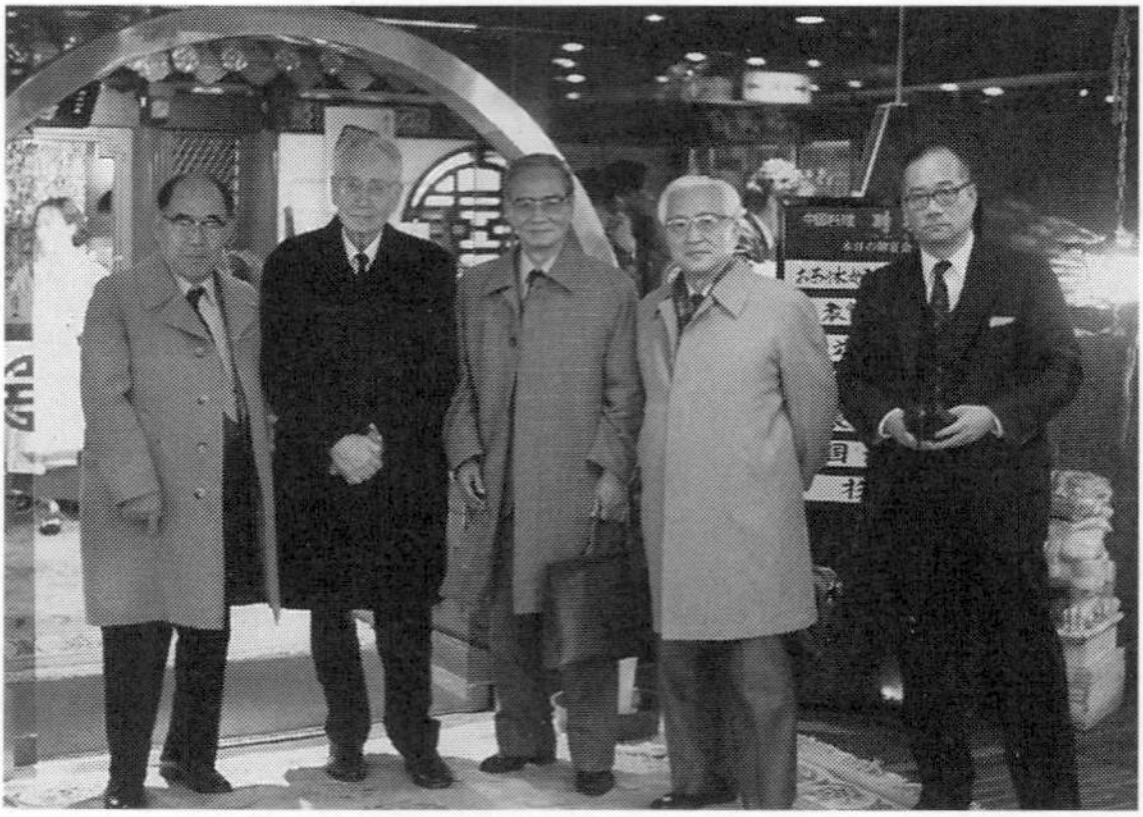

図4－8　左より田崎一二、バーナード・カッツ（1970年度ノーベル賞受賞者）、２人おいて筆者。1986年、東京にて

ナプス電位という。

このシナプス電位により、シナプス部に隣接する運動ニューロン軸索の細胞膜に外向き電流が流れ、脱分極が起こる。個々のシナプス電位は小さく発火レベルには達しないが、活動電位が短い間隔で続けざまにシナプスに到達するとシナプス電位は重なり合って大きくなり、発火レベルに達して、運動ニューロン軸索に活動電位を発生させる（前ページ図４－７(A)）。

つまりシナプスは短い間隔で続けざまにやって来る活動電位は通過させるが、ただ一個の活動電位や長い間隔でやって来る活動電位は通過させないという一種の「判断力」を備えているのである。このようなシナプスにおける信号の伝わりの機構は英国のカッツによって明らかにされた。図４－８はカッツ、田崎と筆者らが東京で会食した際の写真である。

運動ニューロンと筋細胞との神経筋接合部においてもシナプスと同様のアセチルコリンの放出が起こる。個々の神経筋接合部ではただ一個の活動電位でも大量のアセチルコリンが放出されるので、これによって発生する一個のシナプス電位は発火レベルに達することになり、筋細胞の細胞膜に活動電位を発生させる。（図4－7(B)）。

つまり骨格筋は運動ニューロンの「奴隷」のようなもので、運動ニューロンからただ一個の活動電位が神経筋接合部に到着しただけでも活動電位を発生し収縮するのである。活動電位がいかにして収縮を起こすかを次に説明する。

4－4　自由意志の命令を筋肉に伝えるカルシウムイオン

骨格筋細胞（筋線維）の細胞膜はところどころで細い管状の穴となって筋線維の中心部まで落ちくぼんでいる。この管状構造は細胞膜とつながっており横行小管という。横行小管は筋線維内で網目状に枝分かれして、筋線維内の筋小胞体という膜構造と密接している。次ページ図4－9に示すように、各々の横行小管の両側には筋小胞体のふくらんだ部分（終末槽）が密接しており、これを三連構造という。これらの構造は筋肉エンジンを構成する筋フィラメントが形成する筋節

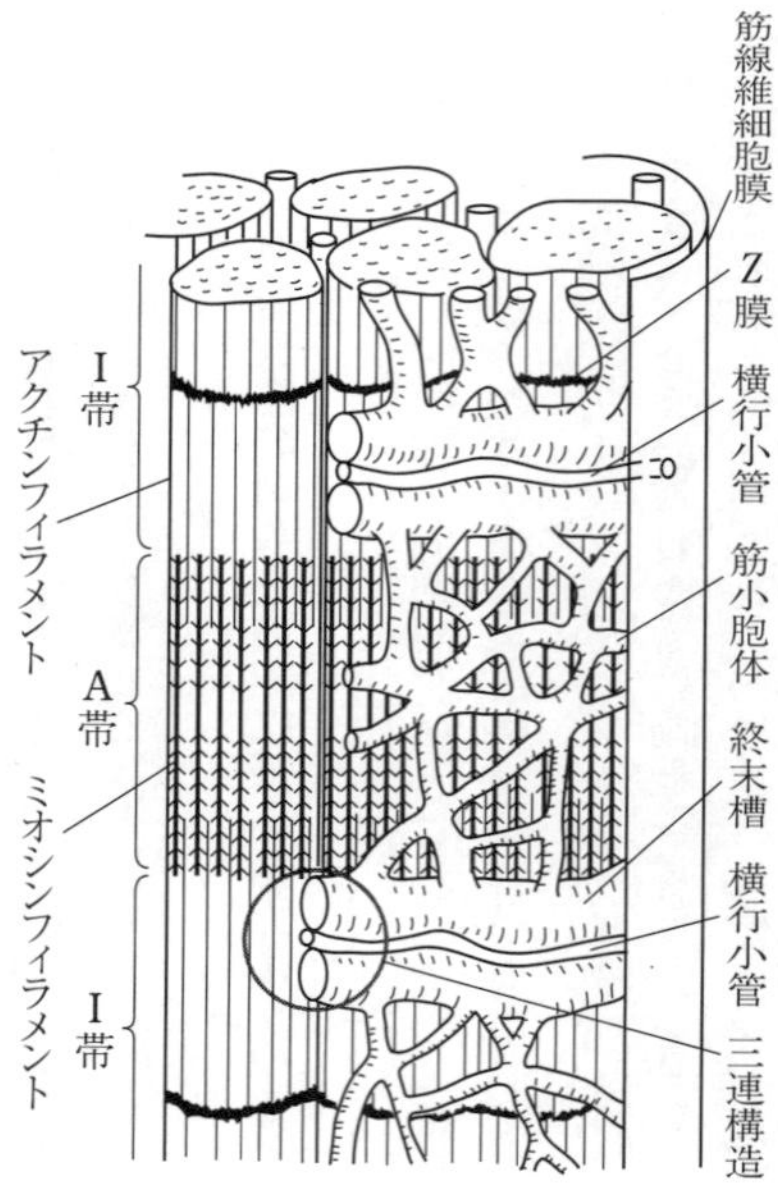

図4－9　ヒトの骨格筋線維における横行小管と筋小胞体の配列

と同様なくり返し周期を持つ。脊椎動物では横行小管は筋肉のA帯とI帯の境界部付近にある。一方、筋小胞体は直径一〜二マイクロメートルの筋フィラメントの束をとりまいている。筋線維の細胞膜は横行小管の細胞膜とつながっているので、細胞膜の活動電位は横行小管に沿って筋線維の中心部まで入り込んでくる。この事実は筆者が東京大学医学部助手時代（一九六七年）に発見し、英国の生理学教科書に掲載された。

すでに述べたように活動電位とはNa^{+}などが細胞膜を通過することによる電気現象で、筋フィラメントの滑りを起こすATP分解の化学反応とは性質が全く異なる。ではいかにして電気現象によって化学反応がコントロールされるのであろうか。

自然界はここできわめて巧妙なしくみを考えた。そのしくみとは二つの全く性質の異なる現象を、きわめて微量な物質の濃度変化を仲立ちにして結びつけるというものであった。

筋細胞内の筋小胞体という膜構造は、まわりの細胞質中のカルシウムイオン（Ca^{2+}）をその内腔に取り込む性質がある。その結果、筋小胞体の内腔のCa^{2+}濃度は一〇〇〇分の一モル（10^{-3}モル）以上であるのに対して、筋小胞体の外側の細胞液中のCa^{2+}濃度は一〇〇〇万分の一モル（10^{-7}モル）というきわめて低い値に保たれている。この条件下では、ミオシン頭部とアクチンフィラメントとの間の反応、つまり筋肉エンジンの作動はアクチンフィラメント上のトロポミオシンによって妨げられている（次ページ図4－10Ⓐ）。このしくみは主として江橋節郎ら（東京大学）により明らかにされた。

ところで活動電位が横行小管にそって筋小胞体付近に伝えられると、筋小胞体の膜にCa^{2+}の通路が開き、筋小胞体内腔にたまっていたCa^{2+}はこの通路からどっと筋小胞体の外に放出される。このCa^{2+}がアクチンフィラメント上にこぶのように付着しているトロポニンと結合すると、ミオシン頭部とアクチンフィラメントの間にあって両者の反応を妨げていたトロポミオシンがアクチンフィラメント上で移動する。これにより、ミオシン頭部とアクチンフィラメント間の反応つまり筋肉エンジンの作動がスタートするのである（図4－10Ⓑ）。

筋肉を静止状態から活動状態に切り換えるCa^{2+}濃度の変化は一〇〇〇万分の一モル（静止状態）から一〇万分の一モル（活動状態）への増加にすぎない。自然界は全く性質の異なる現象を結び

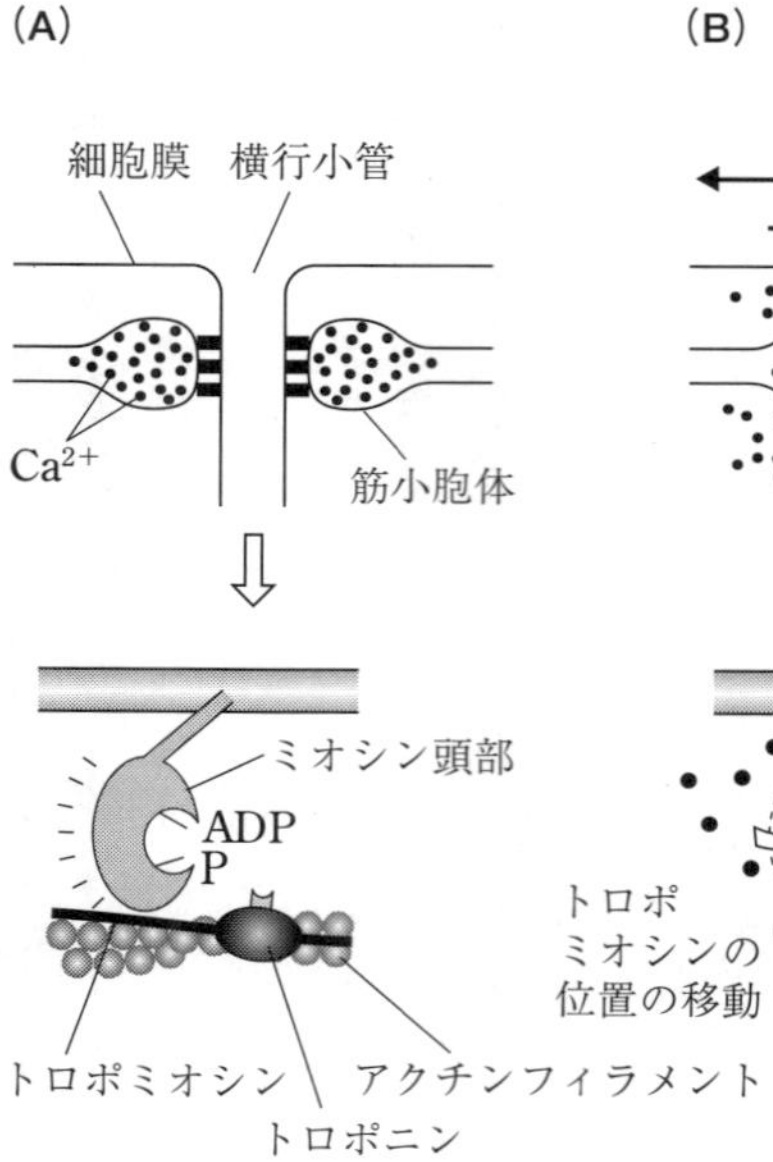

図4-10　Ca^{2+}による筋肉の(A)静止状態から(B)活動状態への切り換え

つけコントロールするために、両者の間にごく微量の物質を介在させるのである。このような自然界のデザインによる制御方式はわれわれ人類が大いに学ぶところの多い、巧妙きわまるものである。

筋肉が活動状態から静止状態に戻る際には、これまでに説明したそれぞれの過程で逆の反応が起こる。つまり活動電位の消失→筋小胞体膜のCa^{2+}通路の閉鎖→筋小胞体のCa^{2+}取り込みによる細胞液中のCa^{2+}濃度の低下→トロポニンからのCa^{2+}の解離→トロポニンとトロポミオシンによる収縮反応抑制作用の再発現→ミオシン頭部とアクチ

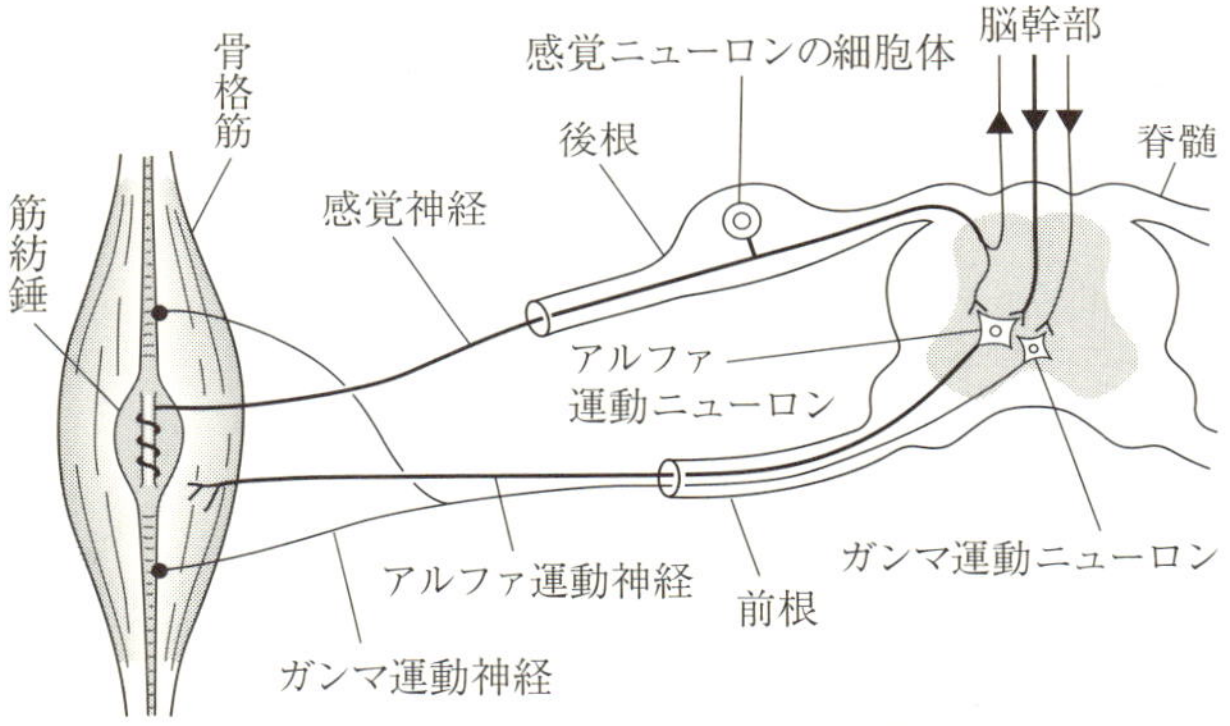

図４－11　筋肉中の筋紡錘と脊髄の間の連絡

ンフィラメント間の反応停止→筋肉の弛緩、である。

４－５　骨格筋の中には筋紡錘という現場監督がいる

大脳皮質運動野から出発する、筋肉に対する命令は性急で荒削りである。したがって動物が天敵から逃れようとするとき、もし転んでしまえばそれまでである。そこでわれわれの意志に沿うように筋肉の運動を精密にコントロールするため、筋肉中には中枢神経系から派遣された現場監督にあたる器官がある。ここで現場監督とは、例えば建築や土木工事が計画どおりに施工されるように工事現場で工事の進捗状況を確認し、本社に報告する役割を担う者のことをいう。

筋肉中の現場監督は筋紡錘という紡錘形をした器官である。筋紡錘の両端は筋肉を構成する筋線維と同様に腱と結合している。図４－11に示すように、筋紡錘中央の膨らんだ部分の中心にある心棒のような構造には、蛇が柱に巻きつくように神経が巻きついている。この神経は筋紡錘がまわりの筋線維と共に外からの力によって引っ張られると電気信号（活動電位）をくり返し発生する感覚神経である。

感覚神経は脊髄の背中側の分枝（後根）から脊髄に入ると枝分かれし、一方は運動ニューロンとシナプスを形成する。他方は脊髄中を上行して脳幹部に連絡している。筋紡錘は強く引っ張られるほど活動電位を発生する頻度が増加する。つまり筋紡錘は筋肉が引っ張られている状態を感知して、これを時々刻々脳幹部に報告しているのである。言い換えれば、筋紡錘は筋肉の長さ変化を感知する「長さセンサー」である。

また、脊髄の運動ニューロン軸索（運動神経）は脊髄の腹側の分枝（前根）から脊髄を出て骨格筋線維と連絡し、筋細胞の収縮をコントロールしている。また筋紡錘の両端部はきわめて細い筋繊維で、ガンマ運動ニューロンという小型のニューロンの軸索（ガンマ運動神経）と連絡している。

筋紡錘はこのように筋肉の状態を感知する感覚器であるが、その信号はわれわれの知覚の座である大脳皮質までは伝わらないため、ヒトが自分の身体の筋肉の状態を感ずることはない。しかし筋紡錘の信号は脳幹部の複雑な神経回路で処理され、われわれの精妙な筋肉運動を自動的に、しかも精密にコントロールしているのである。

4-6 筋紡錘は身体の姿勢を保つのに必要である

筋紡錘のはたらきは、おおざっぱに言って二通りある。一つは重力にさからって姿勢を保つはたらき、今ひとつは手足の運動の精密な三次元のコントロールである。まず姿勢を保つはたらきについて説明しよう。

われわれは直立したり、椅子に座っているとき、特に意識しなくても（つまり「ぼやっと」していても）その姿勢を長い間保つことができる。なぜなら目覚めているときには、筋紡錘が働いて自動的に姿勢を保持しているためである。これは、うとうと眠ってしまえばたちまち姿勢が崩れてしまう（よく電車の中で見かける光景）ことからも明らかであろう。

人間の身体が地球の重力によって「くずおれて」しまわないのは、身体の一部の筋肉が重力に抗して、身体がくずおれないように力を発生しているからである。このような筋肉を「抗重力筋」という。

しかしわれわれは意識して抗重力筋を収縮させるのではない。脊髄の中の反射回路が抗重力筋を無意識に収縮させ続けているのであり、これを伸長反射という。

まず抗重力筋が重力により引っ張られると、筋肉中の筋紡錘も引っ張られて活動電位をくり返し発生する。この信号は筋紡錘からスタートする感覚神経にそって求心性インパルス（一連の高頻度の活動電位）として脊髄内に伝わり、シナプスを介して抗重力筋を支配する運動ニューロンに活動電位を伝える。この結果運動ニューロンは反復して活動電位を発生し、運動神経にそって遠心性インパルスを抗重力筋に送り出すので抗重力筋は収縮し、身体の姿勢を重力に抗して保つのである。つまり伸長反射回路は筋紡錘の感覚信号をそのまま運動ニューロンの命令として筋肉に送り返しているのである（図4－12）。

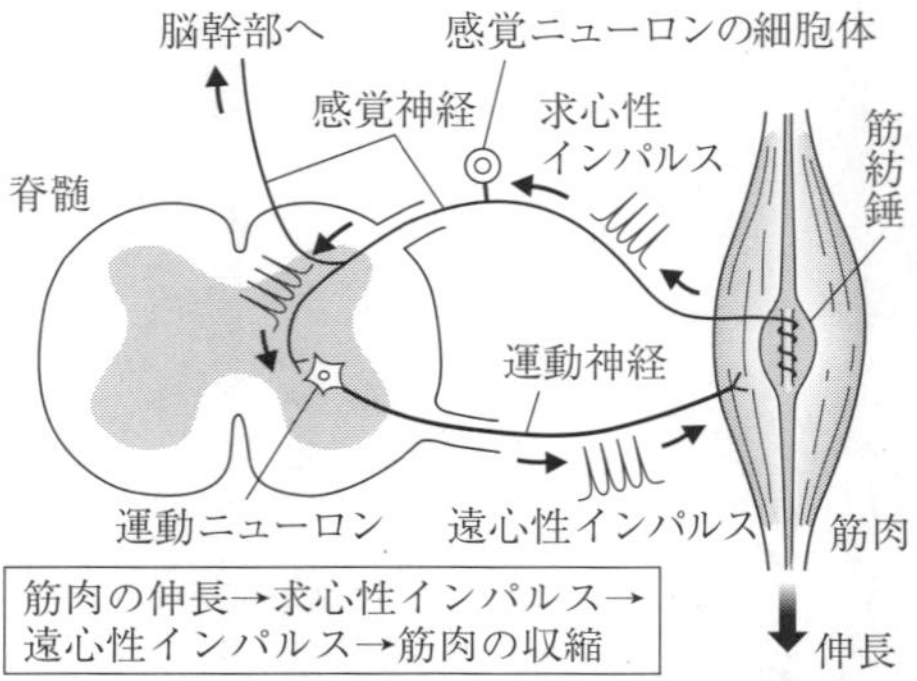

図4－12　筋紡錘による伸長反射回路

4－7　筋紡錘は手足の運動の精密三次元コントロールのセンサーである

現在、自動車の車体組み立て工場では人間の姿はほとんど見られず、もっぱら車体をつくる電気溶接ロボットが火花を飛ばして働いている。こうしたロボットの先端の部分の空間的位置は、ロボットに組み込まれた多数の位置センサーによって精密にコントロールされている。

同じような位置の精密コントロール能力は人間の身体にも備わっている。字を書くのも、彫刻したり絵を描いたりするのも、また野球選手が飛んでくるボールをバットで打ち返すのも、サッカー選手が球をゴールに蹴り入れるのも、すべて手足の運動の精密な三次元コントロールによるものなのである。

人間が運動を行う場合にはいろいろな筋肉がうまく協調して働く必要があり、これらすべてを精密にコントロールするのは容易でない。いろいろな筋肉の筋紡錘からの信号を時々刻々適切に処理し、いろいろな筋肉をタイミングよく活動させなければならないからである。このため筋紡錘の信号は脊髄に入って伸長反射回路をつくるばかりでなく、さらに脊髄を上に昇って脳幹部に達し、ここで複雑な神経回路をつくっている。しかしこの回路のはたらきはまだよくわかっていない。

この回路の複雑さは、伸長反射とは違い、コントロールすべき運動が大脳皮質の自由意志によるものであることから生まれる。つまり私たちが自由意志で手足を動かしているとき、手足の運動は絶えず筋紡錘からの報告によって(なかば無意識に)精密にコントロールされているのである。

なお、伸長反射とならんで身体運動のコントロールに必要な脊髄の反射に、相反性抑制と呼ばれるものがある。詳しい説明は省略するが、関節の運動をなめらかに行うための、関節を伸ばす筋肉(伸筋)と曲げる筋肉(屈筋)の間で起こる反射で、これにも筋紡錘が働いている。

筋肉の長さセンサーとしての感覚器は筋紡錘の中央部にあるが、その両側は細い筋線維であり、骨格筋の運動神経とは異なる特殊な運動神経の活動電位によって収縮するしくみを持っている。この特殊な運動神経をガンマ運動神経という（図4－13）。これに対し骨格筋を収縮させる運動神経をアルファ運動神経という。

筋紡錘の感度は、ガンマ運動神経のはたらきによって調節される。つまり筋紡錘の筋線維部分がガンマ運動神経のはたらきにより収縮して短くなれば、その分、感覚器部分は引き伸ばされるために、筋肉の長さ変化にそれだけ敏感に反応することになり、より高頻度で活動電位を発生するようになるからである。つまり筋紡錘は骨格筋の長さ変化の「感度可変センサー」として働くのである。

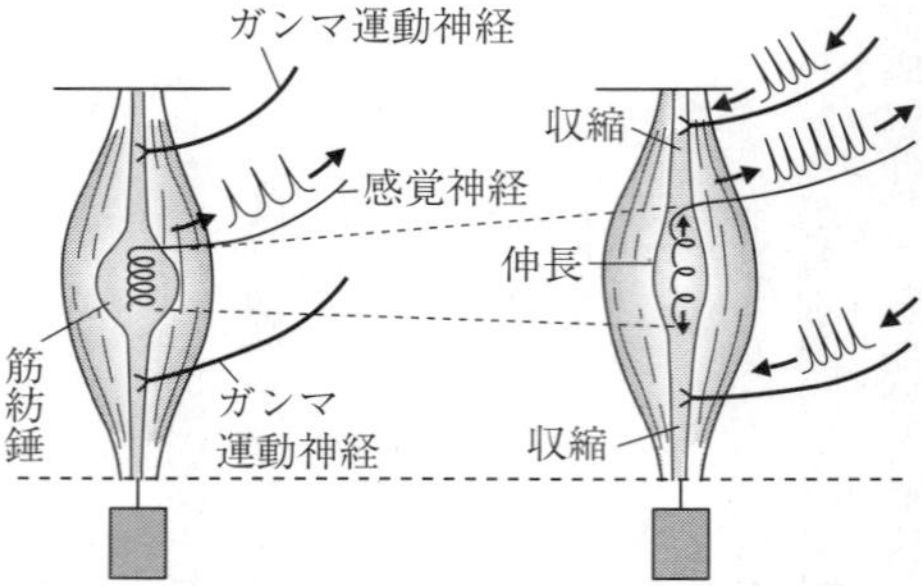

図4－13　筋紡錘の長さを変えてその感度を調節するガンマ運動神経のはたらき

このような、ガンマ運動神経が筋紡錘の感度を調節するはたらきをガンマバイアスという。ガンマバイアスが精妙な手足の運動にどのように具体的に関わっているかは今のところ不明である。

しかし工業ロボットをコントロールする位置センサーの感度を時間や状況に応じてすみやかに変えられる技術が将来開発されれば、日本が現在直面している単純な手作業による製造業の空洞化を解決する糸口になるのではないだろうか。

4－8　大脳皮質の命令と身体の動きの「ずれ」を修正する小脳のはたらき

小脳は大脳の後ろにある球形の器官である。動物の小脳が損傷を受けると、動物は正常な姿勢を保持したり正常な運動を行うことができなくなる。

大脳皮質から脳幹部を通って脊髄を下る運動神経（遠心路）と、筋肉の筋紡錘から脊髄を昇って脳幹部に達する感覚神経（求心路）は、ともに枝分かれした神経を小脳に送り込んでいる。また小脳からは神経が大脳皮質運動野に送られている（次ページ図4－14）。

この事実から、小脳は大脳皮質運動野のベッツ細胞からスタートする命令と、骨格筋中の現場監督である筋紡錘からの報告とを絶えず照らし合わせ、大脳の自由意志の意図と実際の骨格筋の動きとの間の「ずれ」を最小にするように大脳に働きかけていると考えられる。空間を飛翔する鳥類の小脳が動物のなかで最もよく発達していることは、小脳のはたらきに関する右記の考えを裏付けるものである。

筋肉は多数の筋細胞（筋線維）からなり、一般に一個の運動ニューロンは数本から数十本の筋線維に枝分かれした軸索（運動神経）を送り、個々の筋線維と神経筋接合部を形成している（図4－15）。これらの筋線維は一個の運動ニューロンの命令に対し、つねに一体となって働くので運動単位という。運動単位の数が多いほどその筋肉は微細な調節が可能である。

身体各部の骨格筋を動かす運動ニューロンに連絡するベッツ細胞は運動野に図4－16のように分布しており、ここには身体各部が実際の大きさとは異なった比率で現れている。大脳皮質におけるベッツ細胞の密度は一様なので、運動野で大きな面積を占める身体の部分にはより多くのべ

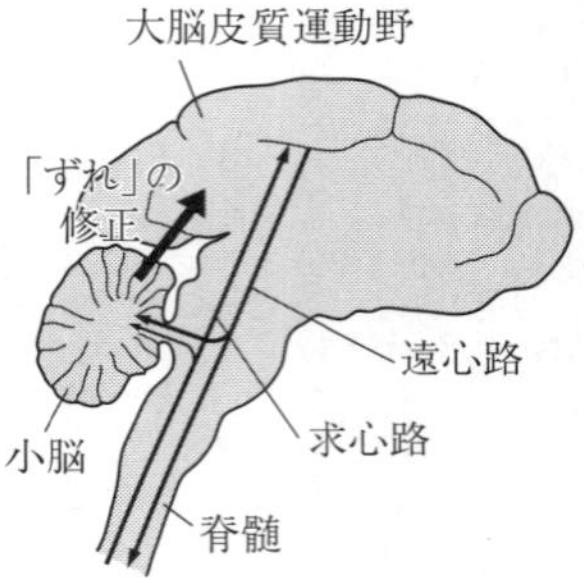

図4－14　小脳のはたらき

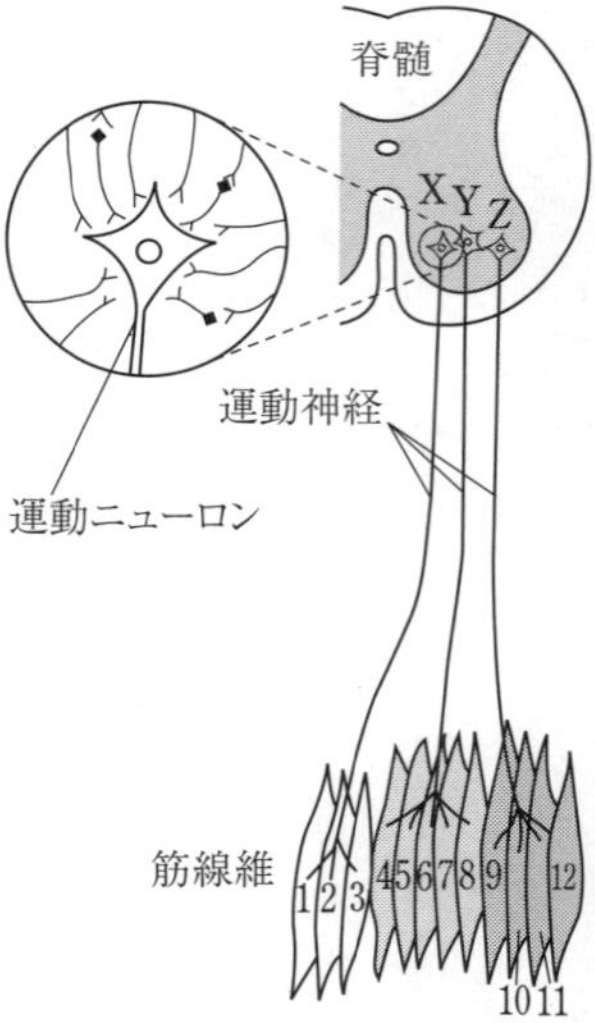

図4－15　筋肉の運動単位。図中の運動ニューロンX,Y,Zはそれぞれ筋線維1～3、4～8、9～12を支配している

ッツ細胞が割り当てられており、したがってより微細な運動の調節が可能である。ある筋肉が出す力の増減は、筋肉内で活動する運動単位の数の増減により調節されている。

運動野で特に手の指が大きな面積を占めるのは、ヒトが道具をつくる動物であることを反映している。これに対し、下半身が運動野に占める面積は少なく、足の運動をコントロールする運動ニューロンの数が手の指と比べてはるかに少ないことを意味している。なお、自由意志が大脳でいかにして自発的に身体運動のパターンをつくり出し、大脳皮質運動野から脊髄の運動ニューロンに命令を送っているのかは現在でも全く不明である。

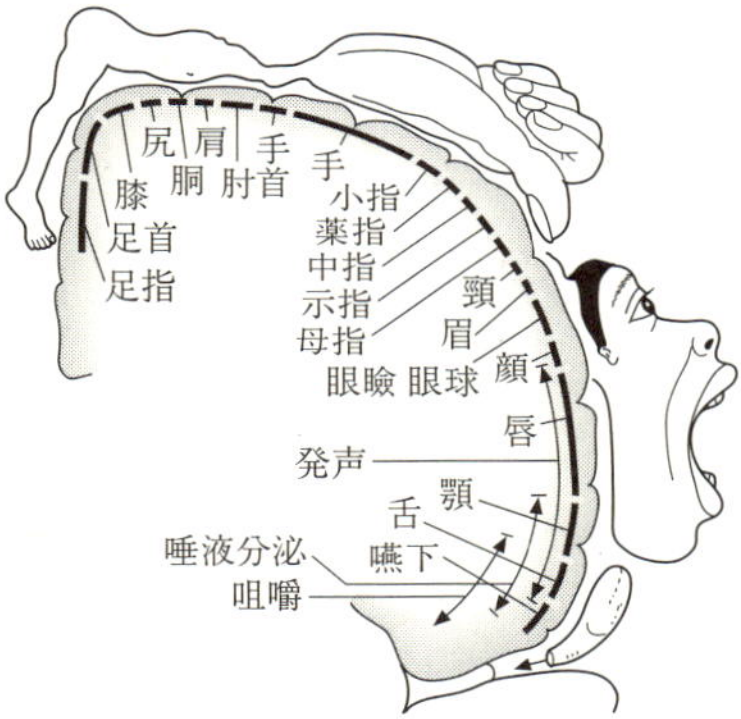

図4-16　大脳皮質運動野における、身体各部の運動を支配するニューロン（ベッツ細胞）の分布

第5章

筋肉が使えば使うほど発達するふしぎ

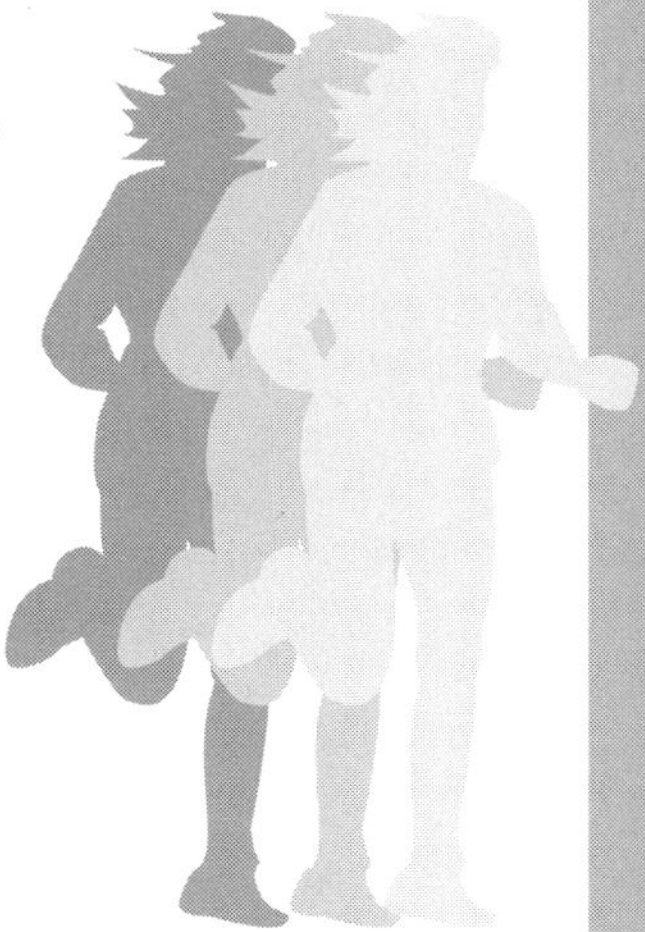

5—1 筋肉は絶えずその活動状況の影響を受け続けている

すでに説明したように、筋肉を含む身体のあらゆる部分のタンパク質は絶えず新しいものに置き換えられている。例えば皮膚から絶えず「垢」が出るのは、皮膚のタンパク質が絶えず新しいものに置き換えられ、古い皮膚が垢になって身体から離れてゆくからである。つめや毛髪もどんどん根元から新しい部分が伸びてくる。筋肉は身体の内部にあるので、直接眼で見ることはできないが、やはり絶えず新しいものに置き換えられている。

筋肉エンジンの部品はすべてタンパク質で、これらの設計図は筋細胞の核の中のDNAに書き込まれている。まずDNAに書き込まれている筋肉エンジン部品（アクチンやミオシンなど）の設計図をmRNAがコピーし、次いでこのmRNAが核の外に出て細胞内のリボソームに結合する（40ページ図2－1参照）。このリボソームが筋肉エンジン部品の製造工場で、mRNAがコピーした設計図にしたがってtRNAがいろいろな種類のアミノ酸を運んできてmRNAにそってつないでゆく。こうしてできた部品はmRNAから離れて筋肉エンジンに組み込まれてゆく。

ところでこの筋肉エンジン部品製造工場の活動は一定ではなく、絶えずこの工場の製品である筋肉エンジンの活動状況、つまり筋肉が毎日どのくらい活動しているかによって変化しているのである。このしくみは、「筋肉の活動」を「製品の売れ方」に置き換えれば自動車の販売状況と自動車の製造との関係と同様である。

5-2　筋肉の活動状況を表すシグナルとは何か?

では筋肉エンジンの活動状況はどのように部品製造工場に伝えられているのであろうか。具体的なシグナルとしていろいろなものが考えられる。すでに説明したように筋肉の直接のエネルギー源（筋肉エンジンの燃料）はATPで、筋肉が収縮するときのATPの分解は、

ATP ⟶ ADP＋P＋［エネルギー］　(1)

である。したがって筋収縮活動がさかんになれば、より多くのADPやP（リン酸）が筋肉内に生ずることになる。つまり筋肉内に生ずるADPやPの濃度は筋肉の燃料消費状況つまり活動状況を示すシグナルである。また筋肉の激しい動きにより、筋細胞の細胞膜や、筋細胞の表面にこぶのように付着しているサテライト細胞にミクロな損傷が起こるので、これにともなって体内の免疫反応などが起こり、さまざまな物質ができる。これらの物質も筋肉の活動状況を示すシグナルになる。なおサテライト細胞は、筋肉が損傷から回復する際に重要な役割を果たすと考えられている。

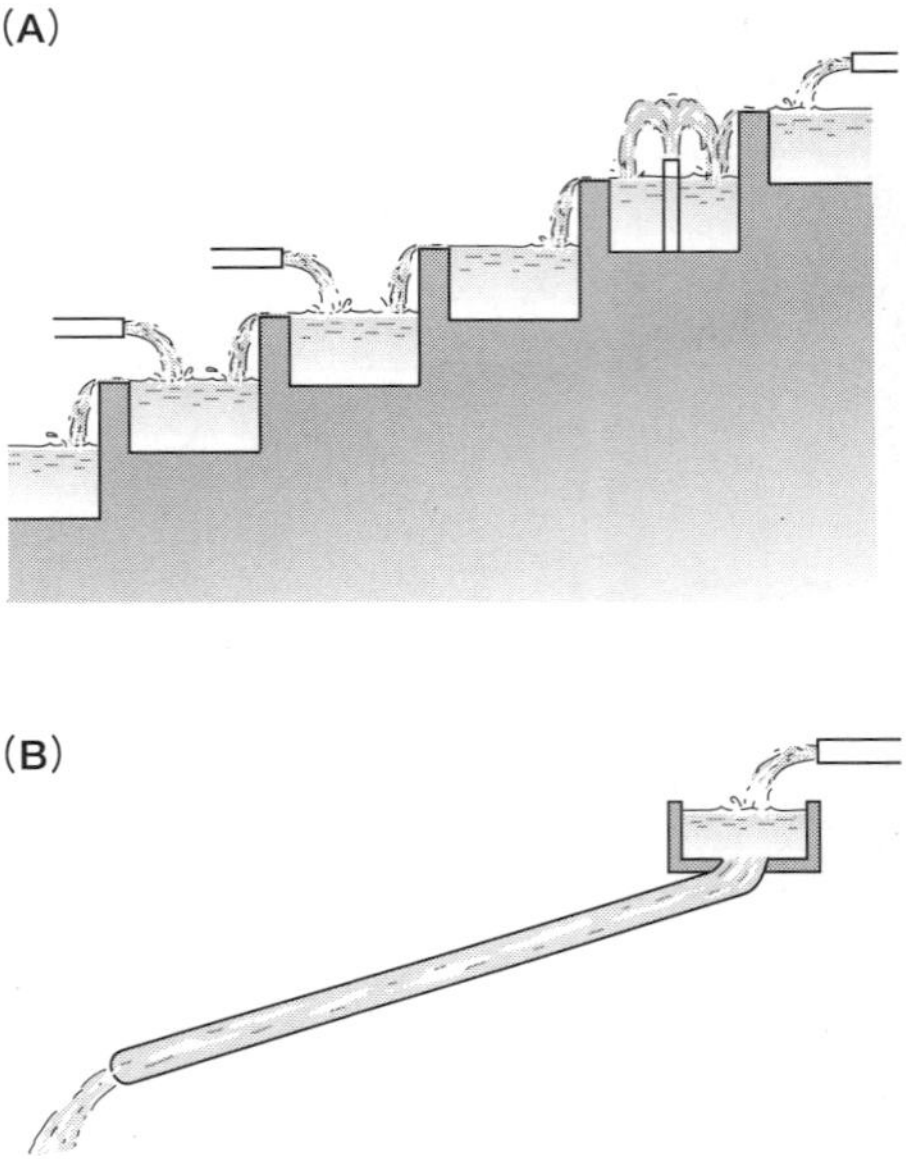

図5－1　(A) 階段滝　(B) 一本の水路

さらに、シャーレの中で培養した筋細胞に引っぱりの力を加えておくと、アクチンフィラメントやミオシンフィラメントが増えて細胞が太くなる。したがって身体運動により骨格筋に加わる機械的な力（機械的ストレス）も筋肉エンジンの活動を表すシグナルとなる。筋肉の細胞膜付近にはこの機械的ストレスに反応する構造があり、これを細胞骨格という。

これらの筋肉活動のシグナルとなる物質が引き金となり、筋細胞内に一連の反応を引き起こすのである。

生体内にはいくつもの反応が玉突きのように次々と起こる連鎖反応が数多く存在する。これらをカスケード反応という。カスケードとは元来傾斜地につくられた庭園に見られる「階段滝」のことである（図5－1(A)）。この階段滝の特徴は、途中にいくつもの水のたまった池があること

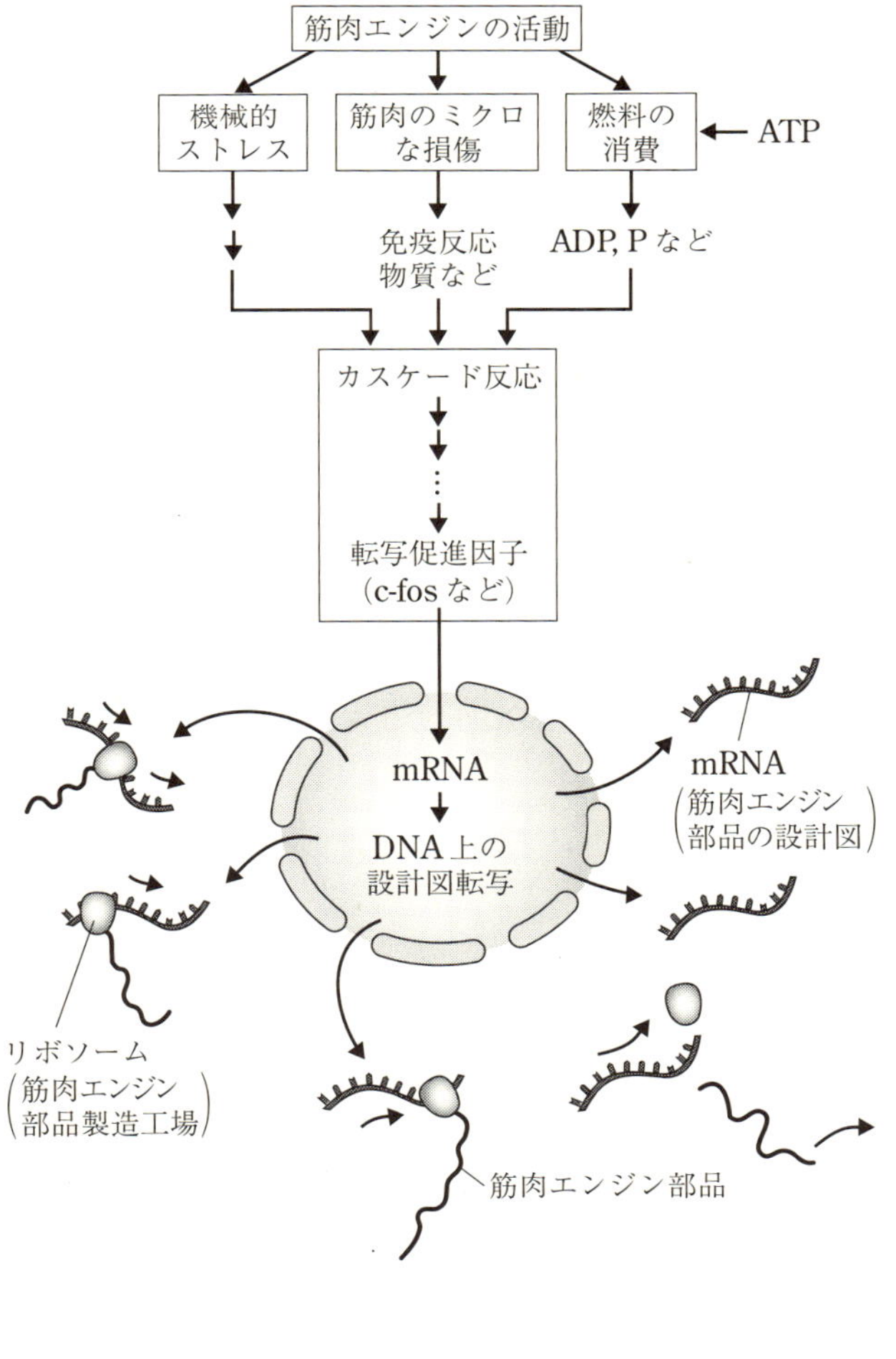

図5－2　筋肉の活動によって起こるカスケード反応と筋肉エンジン部品製造活動の増大

で、上段の滝からの水が池からあふれた時、次段の池に向かって水が流れ始める。これに対して一直線に進行する反応は、一本の管の中を流れる水流に例えられる（図5-1Ⓑ）。

階段滝の特徴は、途中にある個々の池に別なところからの水流を導いて、その後の水流を調節しうることである。つまりカスケード反応は階段滝のように、いろいろな反応経路からの反応生成物が、いろいろな段階の池に流れ込むことによって、反応全体の進行をさまざまな経路で調節できるのである。

筋肉の活動によって起こるカスケード反応の模式図を前ページ図5-2に示した。この反応は最終的に核の中に伝えられ、筋肉エンジン部品の製造をさかんにする。次にこのしくみのあらましを説明しよう。

5-3　筋肉活動のシグナルを核に伝えるのは「ガン遺伝子」である

図5-2のカスケード反応の最終段階に登場し、このシグナルを核内に伝えるのは、何と「ガン遺伝子」なのである。ガンは周知のように現在われわれの死亡原因のトップを占める難病であり、人間の筋肉中でつねにガン遺伝子が働いているというと、読者はぎょっとされるのではないだろうか。

しかしここで言うガン遺伝子は正確には「前ガン遺伝子」なのである。人間の身体各部の組織が絶えず増殖し更新されるために、それぞれの組織にはその細胞を成長させ、増殖させる「細胞増殖因子」が存在する。細胞増殖因子には多くの種類があるが、そのうちのあるものはウイルスなどの作用によりその構造が変化し、特定の組織の細胞を無制限に増殖させるようになる。この無制限の細胞の増殖こそガンに他ならない。

つまり、このようなたちの悪い変化を起こした細胞増殖因子がガン遺伝子であり、この変化を起こす以前の細胞増殖因子は前ガン遺伝子である。もちろん、健康な人の筋肉内で働いているのは前ガン遺伝子である。

筋肉活動のシグナルを最終的に核に伝える前ガン遺伝子がつくるタンパク質の中にc-fosというものがある。このc-fosタンパク質は、ＤＮＡの設計図をｍＲＮＡが転写つまりコピーするはたらきを促進する転写促進因子である。

詳細な説明は割愛するが、「前ガン遺伝子」を含むカスケード反応には多くの異なった道筋があり、複雑をきわめている。トレーニング効果に関する一般向けの解説書はおびただしく出版されているが、筆者の知るかぎりその物質的なしくみについて説明したものが皆無であるのはこのためであろう。

5-4　筋肉活動のシグナルによる筋肉エンジン部品製造工場の活動のコントロール

筋肉活動のシグナルの目的は、筋肉の活動に応じて新しい部品をどんどん製造し、筋肉に供給することである。

筋肉活動がさかんになるほどカスケード反応がさかんとなり、筋肉エンジン部品製造工場の活動も活発になる。この結果エンジン部品は古くなった部品の補充に必要な量よりも余分に製造されることになり、筋肉エンジン部品の数つまり筋細胞内のアクチンフィラメントとミオシンフィラメントの本数も増えてゆく。これが、トレーニングにより筋肉が発達して大きくなり、より強い力を出すようになるしくみである。

自動車の製造工場の活動を決める最も合理的な方法の一つに、トヨタの「かんばん方式」がある。これは販売会社への車の発注状況がすみやかに工場に伝えられ、工場がこの要求を満たすように車を生産することによって在庫製品を少なく抑えるシステムである。必要なときに必要なだけ生産し、品切れを起こさないようにするという点において、この方法は筋肉エンジンが活動状況に応じて部品製造工場の生産を調節するしくみと類似している。しかしかんばん方式で車の発注状況が工場に伝わるまでには、車の発注台数をある期間集計する必要があることを考えるとかなりの日数が必要である。

これに対して筋肉の活動状況が部品製造工場に伝えられるまでの時間ははるかに短い。例えばトレーニングを開始すると、一〇～二〇分後にはすでにカスケード反応の初期の生産物が筋肉中に現れてくるのである。すでに説明したc-fosタンパク質も一時間後には出現する。

もちろんこのシグナルにより筋肉部品の製造がさかんになり、筋肉が目に見えて発達してくるまでにはある程度の日数を要する。したがって筋肉エンジン部品製造工場をフルに駆動させ続けるためにはトレーニングを毎日積み重ねることが必要である。トレーニングを途中で止めてしまうとカスケード反応も衰え、筋肉の発達も実現しない。「継続は力なり」という格言は筋肉トレーニングに特によくあてはまるのである。

なお、トレーニングの効果が目に見えてはっきりしてくるまでにはトレーニング開始後通常二～三ヵ月を要する。効果がないからといって一ヵ月位でやめてしまっては元も子もないのである。

以上説明したしくみは逆方向にも働く。つまり筋肉活動が不活発であれば、筋肉エンジン部品製造工場の活動も低下する。ふだん運動しない人の身体がやせてひょろひょろしているのはこのためである。なお運動不足なのに美食をして肥満になった場合などに身体が見かけ上大きくなるのは、筋肉の周辺の脂肪の蓄積によるものである。このような人は筋肉の力も持久力も低下している。

5-5 宇宙飛行士が帰還直後に歩行不可能になるのはなぜか

宇宙空間で無重力状態におかれた宇宙飛行士は、ごく短期間で筋肉の機能が低下し、地上に戻ってきた直後は自力で歩くことができないことはよく知られている。このような急激な筋肉の機能低下現象は、すでに説明した筋肉活動と筋肉エンジン部品製造工場の活動の関係に加え、次のような原因によって起こる。

筋肉を支配する脊髄の運動ニューロンの運動神経からは、絶えず筋肉を活動させるインパルス（活動電位）が送られている。特に人間が目覚めて一定の姿勢を保っているとき、身体が重力に引かれてくずおれてしまわないように体内の多数の筋肉が力を出し続けている。

このように重力に抗して身体の姿勢を保つ筋肉を抗重力筋という。抗重力筋には絶えず運動神経からの遠心性インパルスが送られている。抗重力筋が重力により引っ張られると、筋肉内の筋紡錘の感覚神経（第4章参照）がこれに反応して求心性インパルスを発生し、これが脊髄に入ってシナプス運動ニューロンから筋肉を活動させるインパルスを発生するのである。このしくみは自由意志とは無関係に自動的に行われており、伸長反射という（86ページ図4-12）。

身体に重力が加わらない無重力状態では、この伸長反射が長時間全く働かなくなるので、抗重

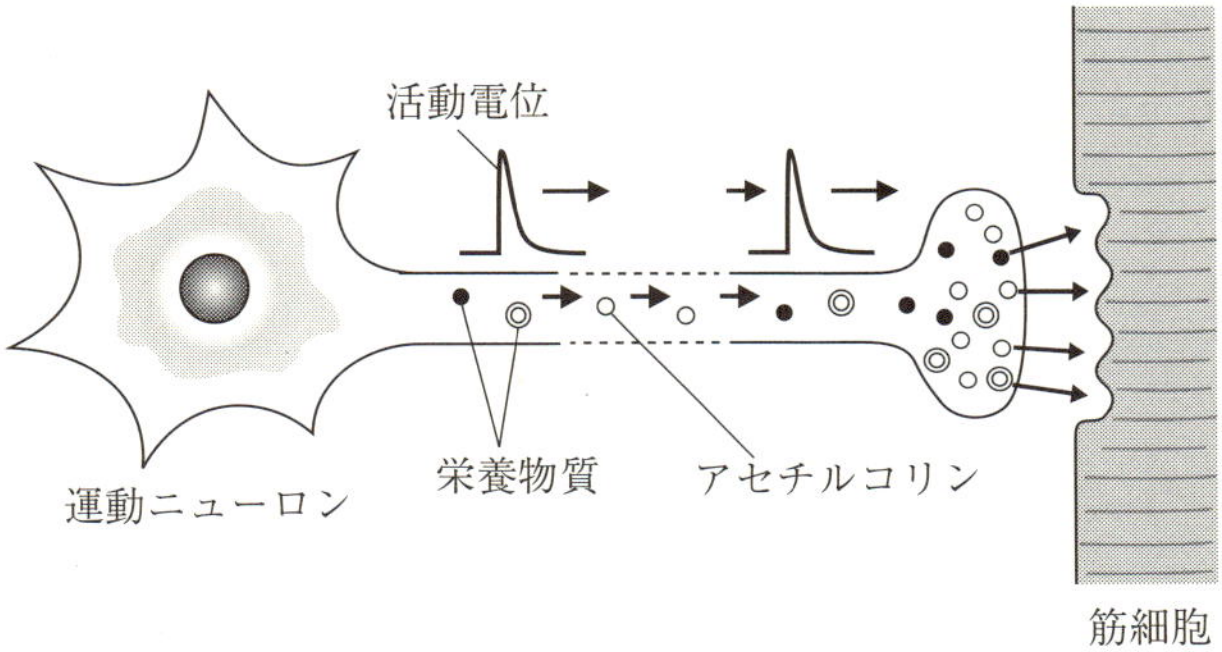

図５－３　運動神経のインパルスによる、栄養物質の筋肉への補給

力筋には運動神経からのインパルスは全く送られない。運動神経のインパルスが断たれると、筋肉は急速に退化し萎縮してゆくのである。このような筋肉の萎縮は、外傷などで運動神経が切断された場合にも起こる。

次章でさらに詳しく説明するが、運動神経インパルスが断たれることによる筋肉の急激な萎縮は、運動神経がインパルスとともに筋肉に送り続けている、筋肉の萎縮を防ぐ「栄養物質」が不足するためと考えられる（図５－３）。この栄養物質にはいろいろなものがあり、成長ホルモンもその一つであるらしい。筋肉を萎縮から回復させるには、自由意志により運動神経のインパルスを発生させて筋肉を活動させるとともに、インパルスと共に分泌される栄養物質を筋肉に補給することが必要である。

外傷により運動神経が切断されると、まず切断部と

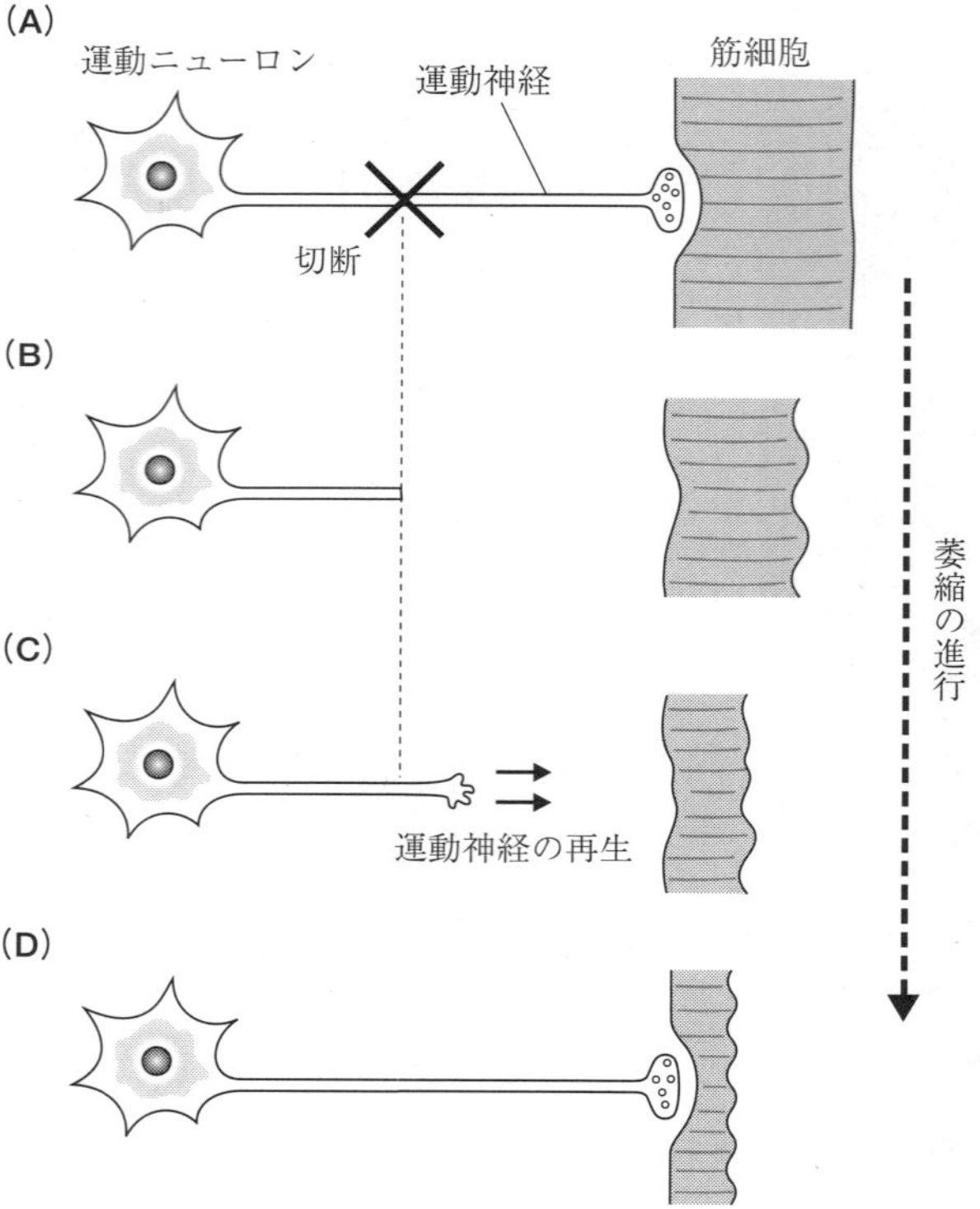

図 5 - 4　運動神経の切断とその再生。図の右側は、運動神経切断後における筋肉の萎縮の進行を示す

筋細胞の間の運動神経が退化して消失し、次いで切断部から新たに神経の芽が出て筋肉に向かって伸び、それが筋細胞に達すると再び神経節接合部（第４章参照）を形成する（図５－４）。しかし運動神経が再び伸びてくるには日数を要するので、運動神経が再び筋細胞と連絡した時点では筋肉の萎縮は著しく進行している。筋肉をこの萎縮状態からすみやかに回復させるには、筋肉を積極的に活動させ運動神経のインパルスを筋肉に送り込んでやるトレーニングが有効である。このようなトレーニングは病院のリハビリテーション科でよく行われているので御存知の方も多いであろう。

５－６　筋肉エンジンの維持と発達に関する自然界のデザイン

以上本章で説明したことをまとめると、筋肉エンジンの部品は絶えず新品と交換されており、筋肉エンジン部品製造工場の活動は筋肉の活動状況のシグナルによって起こるカスケード反応によりコントロールされる。このしくみに加えて、筋肉は運動神経のインパルスと共に運動神経末端から分泌される栄養物質の影響を受けており、この栄養物質がないと急速に萎縮してゆく。つまり筋肉エンジンの状態は運動神経のインパルスによる筋肉の活動、つまり生体に筋肉運動を起こさせる原因としての環境によって変化し続けているのである。

ヒト以外の野生動物にとってこのしくみは理にかなっている。なぜなら野生動物が生きてゆくためには、食物をとり、外敵から逃れ、よりよい状態の土地を求めて移動するなど、絶えず筋肉を活動させ続けなければならないからである。つまり野生動物の体内では、健康であるかぎりつねに、筋肉エンジンの活動と筋肉エンジン部品製造工場の活動のバランスがとれているのである。動物がけがをしたり、病気になったり、年をとって体力が衰えたりすればこのバランスはたちまち崩れ、すみやかに死を迎えることになる。これが大自然の動物のライフサイクルの基本的デザインである。

これに対して人類は、太古の昔から種々の道具を考案し、それらを使って自然環境を自身の生存に都合のよいように改変し、現在の文明を築きあげてきた。この結果、文明国の都会に住む人々は、古代人が狩猟や採集のために行ってきた毎日の激しい労働から解放され、また移動の際には種々の交通機関を利用するので、古代人に比べて毎日の筋肉活動が著しく減少している。これは古代人に比べてわれわれの筋肉エンジン部品製造工場の活動がはるかに低下していることを意味する。したがってわれわれは古代人のような体力はもはや所有していないのである。このような状況の下で発生する種々の生活習慣病とその予防法がいろいろな本で解説されている。本書では筋肉と運動の立場から第10章でこの問題を考えることにする。

第6章

筋肉エンジンの性能がトレーニングにより向上するふしぎ

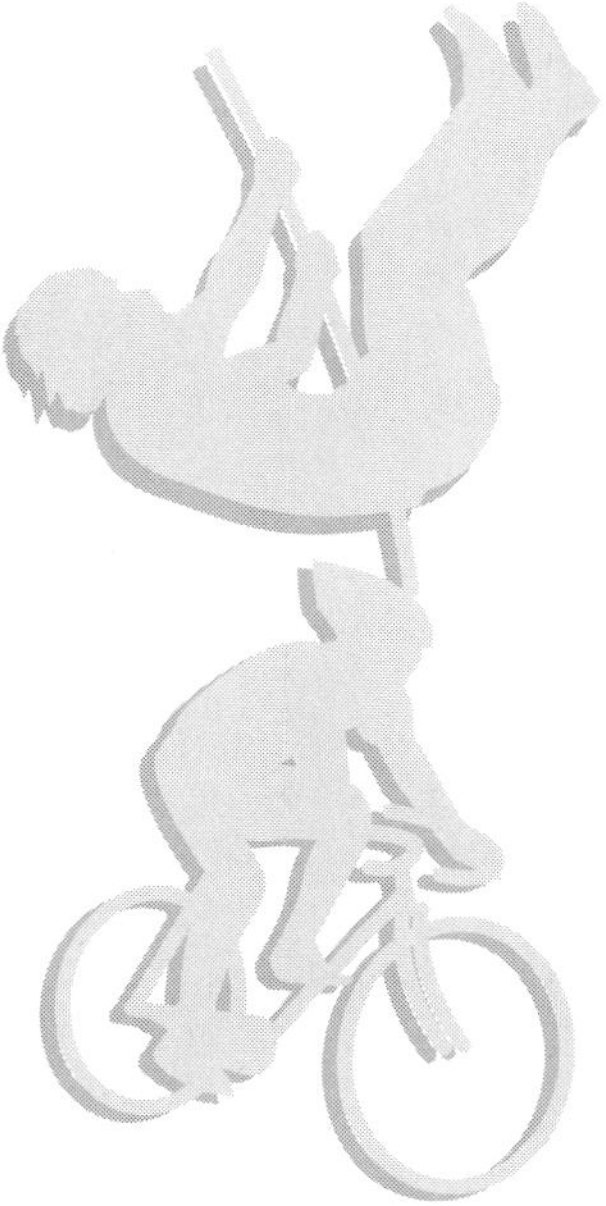

6―1　筋肉エンジンの性能を決めるミオシンアイソフォーム

毎日筋肉を激しく活動させることによって筋肉エンジン部品製造工場の生産が活発になり、その結果筋肉が発達することは前章で説明した。このしくみは直接身体の運動を起こす骨格筋で見られるばかりでなく、運動に必要な酸素を身体に取り込む呼吸筋、酸素を含む血液を筋肉に供給する心臓の筋肉（心筋）でも同様にみられる。

言い換えれば、規則的な身体運動は骨格筋ばかりでなく呼吸筋、心筋中の筋肉エンジンも発達させる。つまり毎日のトレーニングにより心肺機能も増大してゆくのである。

心肺機能の増大は、マラソン選手のように運動を長時間続けるのに不可欠な能力で、これを身体持久力という。マラソン選手が身体持久力を向上させるため、激しいトレーニングを続けることはよく知られている。

運動競技にはさまざまな種目がある。マラソン選手が身体持久力を要求されるのに対し、砲丸投げ、槍投げ、重量挙げ等の選手に要求されるのは持久力よりもむしろ筋肉が一時に大きな力を発生する瞬発力である。またサッカー、バスケットボール、テニス、野球などのスポーツでは瞬発力以外に筋肉運動をコントロールする巧みさが必要となる。近年、トレーニングの方法によって筋肉エンジンの性能は変わることがわかってきた。これは核のDNA中にさまざまなタイプの筋肉エンジン部品の設計図が存在するためである。このようなことから、スポーツの種類ごとにもっとも効果的なトレーニング法が開発されてきている。

核内のDNAに刻み込まれた筋肉エンジン部品の設計図についての研究が進むにつれて、筋肉エンジンの主要な部品であるミオシンの設計図はただ一種類ではなく、身体を動かす骨格筋では一〇種類近くも存在することがわかってきた。これらの設計図によって製造されるミオシンは互いにそのアミノ酸の組成が少しずつ異なっており、これらのミオシンをまとめてミオシンアイソフォームという。アイソフォームとは構造がわずかだけ異なるタンパク質グループの名称である。

ミオシンアイソフォームのアミノ酸組成が異なっている部分は、主として筋肉エンジンの燃料であるATPと結合するATPポケット（第3章参照）である。この部分のわずかな違いがミオシンアイソフォームのモータータンパク質としての機能を変化させているのである。

これらのアイソフォームの機能を自動車のエンジンに例えれば、スポーツカーのエンジンのようにスピードを出せるもの、トラックのエンジンのように馬力のあるもの、家庭用のセダンのように燃費のよいもの、などがあげられる。

核内のDNA中に刻み込まれている多数のミオシンアイソフォームの設計図は、トレーニングによる毎日の筋肉運動のパターンに反応し、mRNAによっていろいろな比率で読み出され製造されるようになる。この結果、筋肉は単に発達して大きくなるばかりでなく、筋肉自身の性能がトレーニングに適合するように向上してゆくのである。

また、一〇種類に及ぶミオシンの設計図の中には通常の生活では使用されていないものもあるらしい。このような通常の生活で使用されないミオシンには、モータータンパク質としての機能が通常使用されているミオシンよりすぐれているものが含まれている可能性がある。

6-2 運動神経が筋肉のミオシンアイソフォーム組成を決定するしくみ

トレーニングの種類によりいろいろなミオシンアイソフォームが製造されるしくみの他に、運動神経が遺伝的にミオシンアイソフォームの組成を決定することが以前から知られているので、これについて説明しよう。

DNAの筋肉エンジン部品の設計図が発見されるよりはるか以前から、われわれの身体を動かす骨格筋は大まかに言って二種類あることが知られていた。一方は白筋と呼ばれ色が白っぽく、身体をすばやく動かすのに用いられる。白筋は収縮する速度は速いが持久力はなく、くり返し収縮させるとすぐに疲労して機能が落ちる。われわれの身体の速い運動を起こすのは白筋である。

他方は赤筋と呼ばれ色が赤みをおびており、収縮する速度は遅いが持久力があり、長時間力を発生し続けても疲労しにくい。われわれの身体の姿勢を重力に抗して保っている抗重力筋は赤筋である。

白筋中のミオシン分子と赤筋中のミオシン分子とは互いに機能が異なる。白筋のミオシンを「速いミオシン」、赤筋のミオシンを「遅いミオシン」という。ATPを分解する速度やアクチンフィラメントと滑りあう速度は速いミオシンが大である。一方、遅いミオシンはATP分解速度もアクチンと滑りあう速度も小さい。

したがって持続的に張力を発生する場合、遅いミオシンのほうが速いミオシンより単位時間あたりのATP消費量が少なくてすむことになる。つまり遅いミオシンのほうがエンジンとしての燃費がよいのである。

なお現在では、速いミオシンと遅いミオシンはそれぞれ複数のミオシンアイソフォームからなることがわかっている。

赤筋と白筋のミオシンアイソフォーム組成は、筋肉を支配する運動神経がインパルスと共に神経末端から分泌する「栄養物質」によって決定される。ネコの後肢の白筋と赤筋を支配する運動神経を切断してつなぎ換え、白筋を赤筋の運動神経と、赤筋を白筋の運動神経と接続すると、白筋の収縮は遅くなり（白筋の赤筋化）、赤筋の収縮は逆に速くなる（赤筋の白筋化）。この変化は白筋で遅いミオシンが、赤筋で速いミオシンがつくられるようになるために起こる（図6-1）。

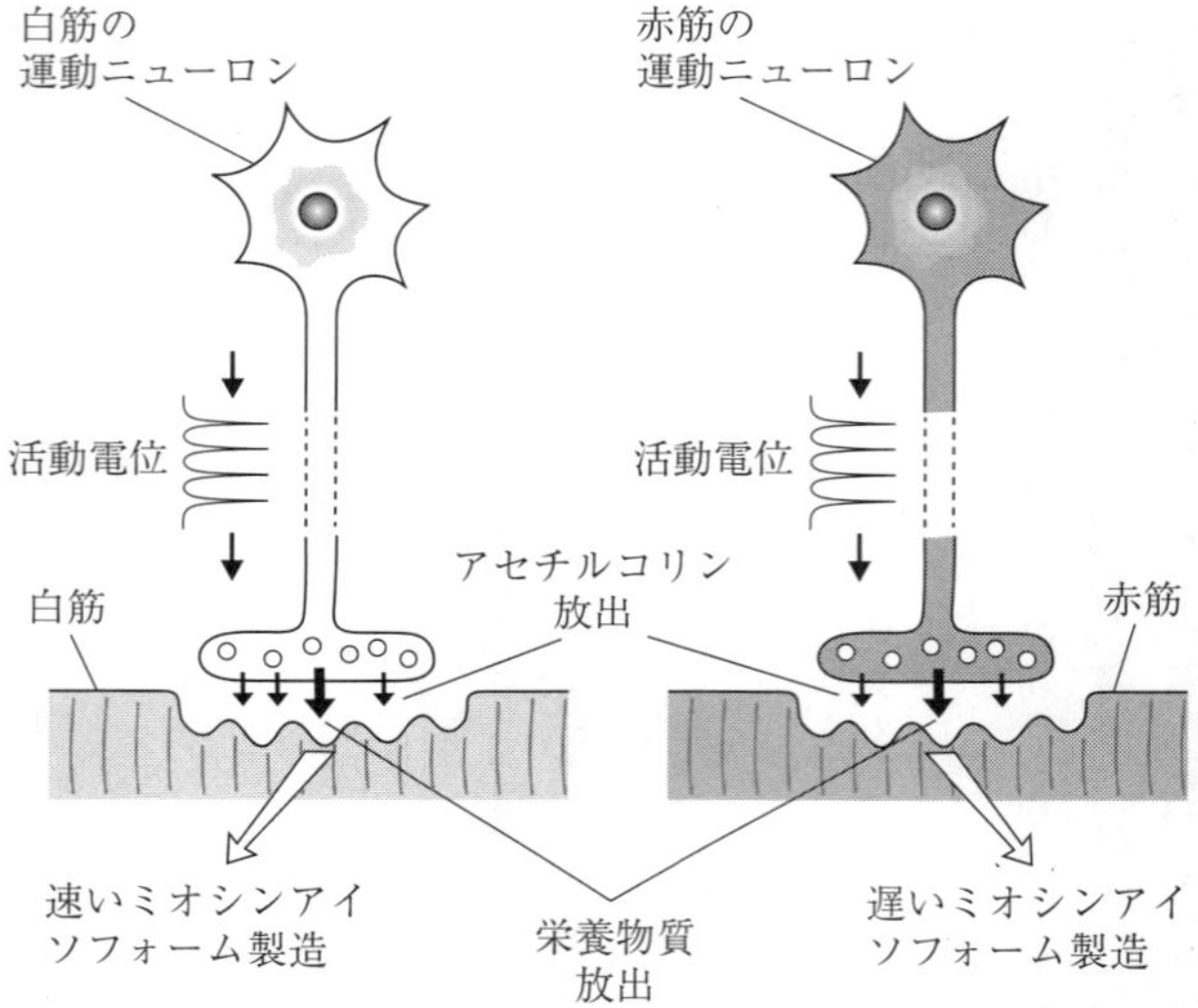

図6－1　運動ニューロン（運動神経）が分泌する栄養物質による、ミオシンアイソフォーム製造の決定

このように、筋肉が筋肉エンジンとしてどのミオシンアイソフォームを選んで製造するかは運動神経の分泌する栄養物質が決定しているが、そのしくみの詳細は不明である。

6－3　トレーニングがミオシンアイソフォーム組成を変化させるしくみ

身体の赤筋と白筋がミオシンアイソフォームを決めるしくみは、いわば遺伝的に運動神経と筋肉との組み合わせによって決められている。一方トレーニングにより、筋肉が発達して大きくなるばかりでなく、その種類に応じて筋肉エンジンの性能が向上するトレーニング効果はいかにして起こるのだろうか。

オリンピック競技に代表されるように、国際的な競技会で好成績をおさめることは直ちに国威の発揚につながる。したがって世界各国はすぐれたスポーツ選手の育成に多額の予算を投入し、種々のスポーツに適したトレーニング法が各国で開発されてきた。これらのトレーニング法は、これまで説明した筋肉活動のシグナルから始まるカスケード反応などの知見とは全く無関係に、試行錯誤の積み重ねにより改良が加えられてきたものである。

スポーツ選手は一般の人々とはかけはなれた特殊な存在である。またどのようなトレーニングが身体のどのような能力の発達に最も効果的かは、知識が必ずしも学問的に体系化されていない。したがって本書では個々のスポーツのトレーニング法についての説明は省略し、異なったトレーニングがいかにして筋肉中の異なったミオシンアイソフォーム組成を実現させるかを考えてみよう。

すでに説明したように白筋と赤筋の機能の違いは筋肉を支配する運動神経の栄養物質によるものである。トレーニングでは運動神経のつなぎ換えなどは起こらないので、栄養物質の変化によってミオシンアイソフォームの組成を変えているとは考えられない。

次ページ図6－2はトレーニングの種類によって、運動に適したミオシンアイソフォームが製造されるしくみの模式図である。第5章で説明したように、核内のＤＮＡの筋肉エンジン部品設

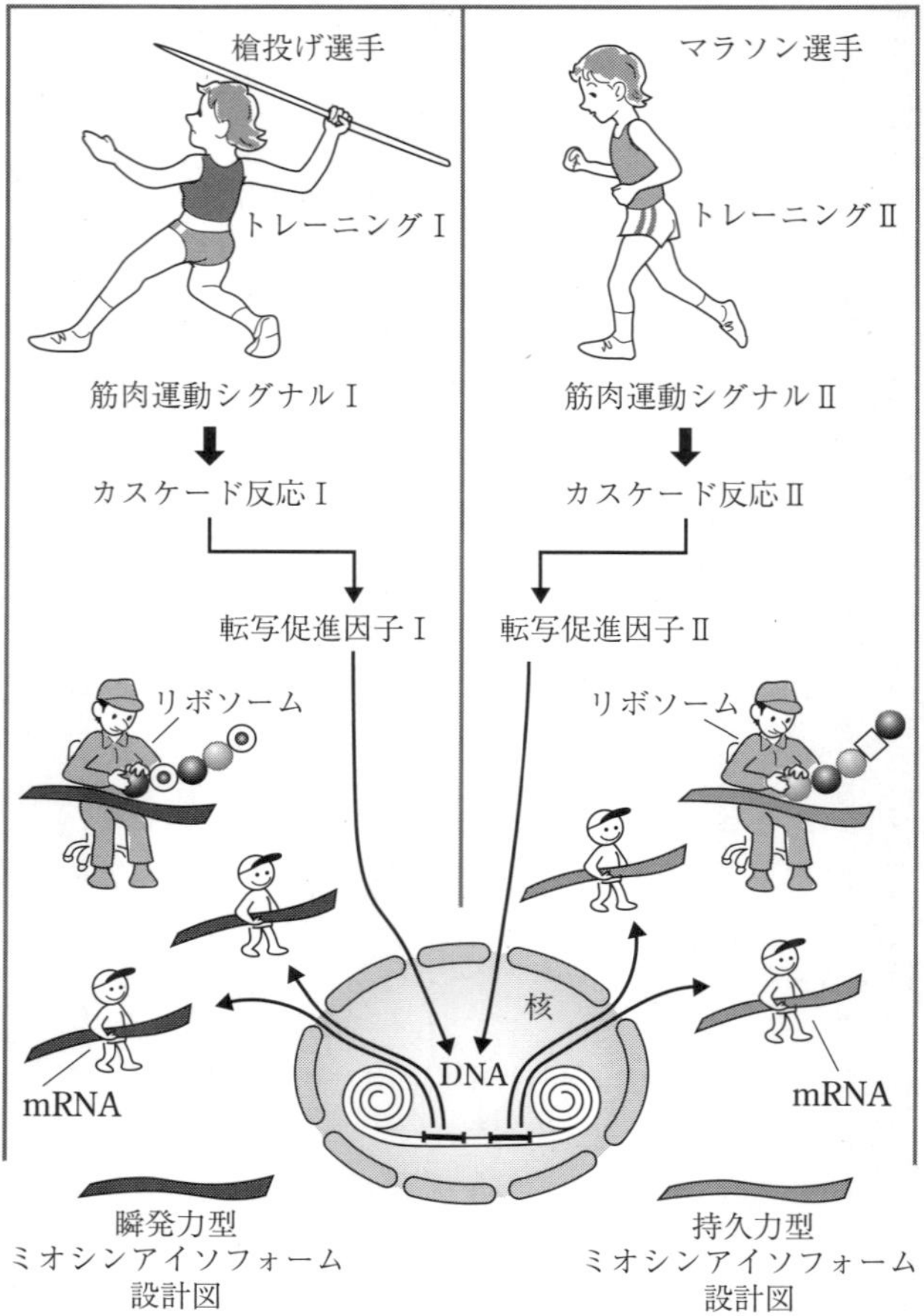

図6－2　トレーニングの種類に応じて、異なった機能のミオシンアイソフォームが製造される

計図のｍＲＮＡによる読み出しの促進は多くの段階からなるカスケード反応によって起こる。トレーニングの種類によってカスケード反応をスタートさせる筋肉エンジンの活動シグナルは異なる（筋肉運動シグナルⅠ、Ⅱ……）。したがってこの結果起こるカスケード反応にもさまざまな種類があると考えられる（カスケード反応Ⅰ、Ⅱ……）。

階段滝に例えられるカスケード反応は、一直線に進行する化学反応とは違い、各反応の間に滝の水に相当する反応生成物をためられる池があり、ここからさらに次の段階の反応に移ってゆくのが特徴である。したがってカスケード反応では階段滝のそれぞれの池にいろいろな道筋から水流がやってくる、つまりいろいろな反応が異なった経過で進行するであろう。

カスケード反応の最終段階では、すでに説明したようにｍＲＮＡによるＤＮＡの設計図の転写（コピー）を促進する転写促進因子（c-fosタンパク質など）が働く。最近c-fosタンパク質以外にも多くの転写促進因子が発見されている。このことから、カスケード反応の種類によって転写促進因子の種類も異なるのではないかと想像される（転写促進因子Ⅰ、Ⅱ……）。おそらく転写促進因子の種類によってｍＲＮＡにより転写されるＤＮＡ上のミオシンアイソフォームの設計図の種類が決まるのではないだろうか。

以上をまとめると、トレーニングのパターンが異なれば筋肉運動のシグナルも異なり、これによりスタートするカスケード反応の道筋も異なり、転写促進因子の種類も異なるので、ＤＮＡから読み出されるミオシンアイソフォームの種類も異なると考えられる。しかしこのしくみが明らかになるにはまだ時間がかかるであろう。

6―4　筋細胞中のミオシンアイソフォームはモザイク状に分布している

筋細胞中には筋肉エンジンとしてのアクチンフィラメントとミオシンフィラメントの規則的なくり返し構造があり、この構造単位を筋節という（第2章参照）。筋細胞からいろいろな部分の筋節を分離してミオシンアイソフォーム組成を調べてみると、同一の筋細胞でも場所によって筋節に含まれるアイソフォームのタイプがさまざまに異なっていることがわかった。つまり個々の筋細胞はただ一種のミオシンアイソフォームからなるのではなく、さまざまな種類のミオシンアイソフォームがモザイク状に入り組んでいるのである。

このようなミオシンアイソフォームの筋細胞中の分布がどのようにして決められるかは不明である。しかしいろいろな異なった機能を持つミオシンアイソフォームが同一の筋細胞中にモザイク状に共存することによって、筋肉全体としての機能が著しく多様になることは確実である。例えばアイススケートの選手では、短距離、中距離、遠距離など競技の種類によって速く動く性質や疲労しにくい性質など筋肉に望まれる機能は微妙に異なるからである。

6-5　運動神経の切断により筋肉にさまざまな変化が起こる

筋肉は使えば使うほど発達して太く強力になり、逆に使用しなければ細く無力になってゆく。これはカスケード反応が運動と筋肉エンジン部品製造工場の活動を結びつけているからである。

一方、第5章で説明したように筋肉を支配している運動ニューロンの軸索、つまり運動神経が外傷により切断されると、運動神経は切断部と筋細胞との間で退化して消えてしまう。すると運動神経からの活動電位の命令が断ち切られるので筋肉を意志によって収縮させることが不可能になる。さらに活動電位と共に軸索末端から放出される栄養物質を受けられなくなるので筋肉は急速に萎縮してゆく（104ページ図5-4(A)、(B)）。このことは筋肉エンジン部品製造工場の活動が栄養物質によっても支えられていることを示している。

いったん退化して消失した軸索はやがて切断部から芽を出してくる。この軸索の芽はどんどん成長し、軸索が存在していた道筋を正確に辿って伸びてゆく。こうして運動ニューロンの軸索は筋肉に到達して再び神経筋接合部をつくる（図5-4(C)、(D)）。

しかし軸索が再生し筋肉と連絡した時点で直ちに筋肉を自由に動かせるわけではない。軸索末端から活動電位と共に放出される栄養物質は筋肉エンジンの維持ばかりでなく他のさまざまな構

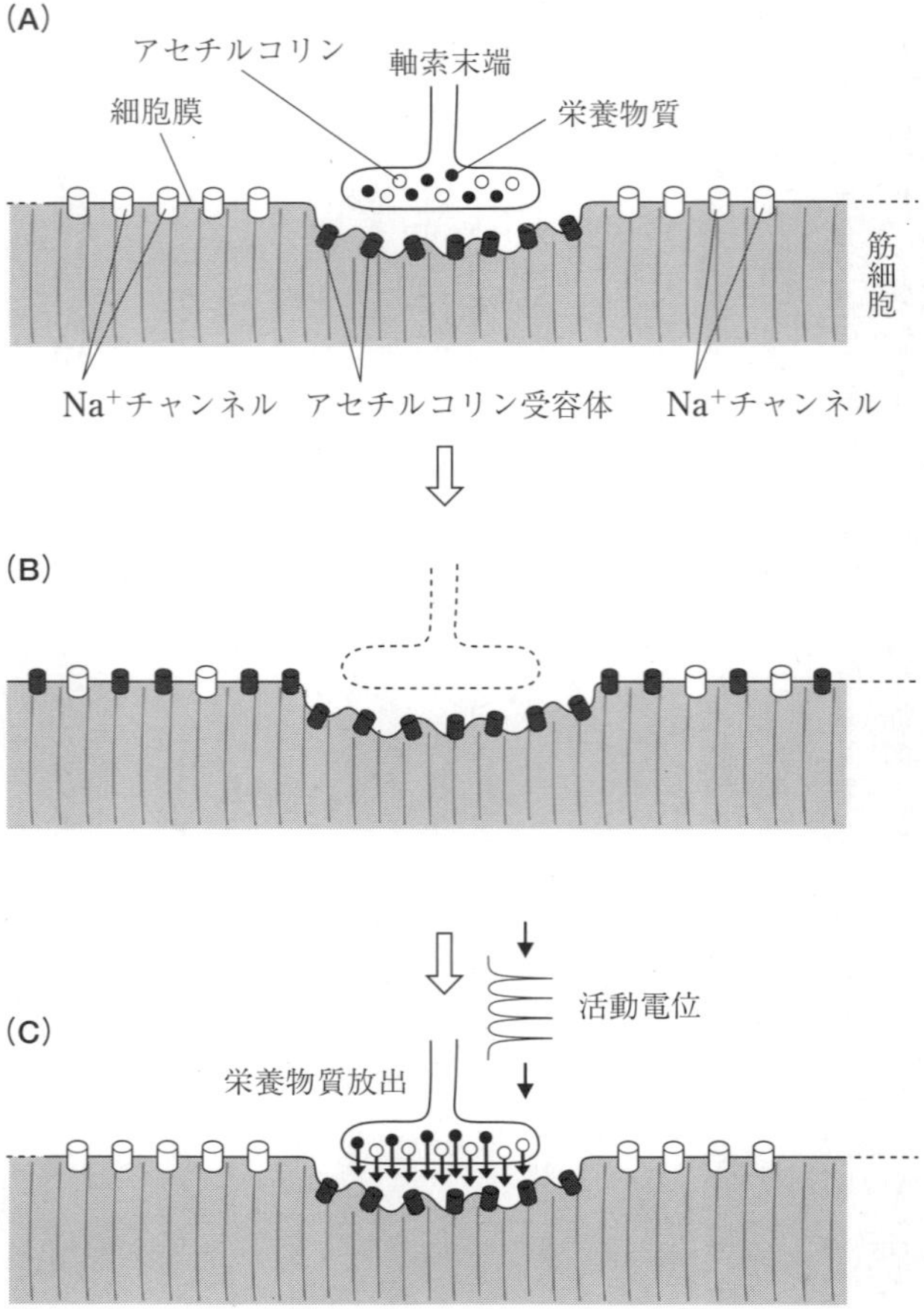

図6-3　運動ニューロン軸索の退化消失によって、アセチルコリン受容体が筋細胞の細胞膜全体へ広がり、その後回復する様子

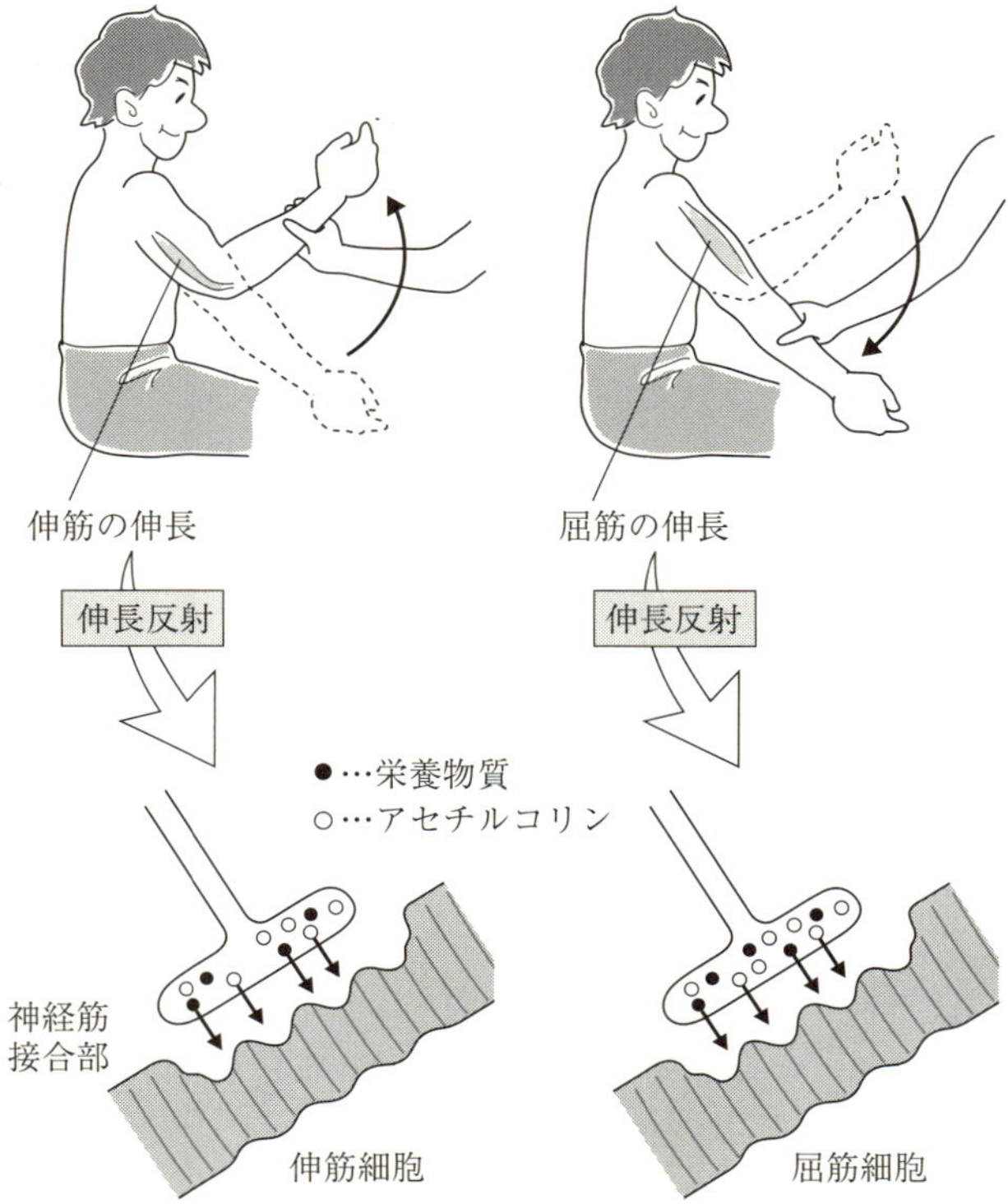

図６－４　関節を屈伸させてやると、伸長反射によって運動神経末端から栄養物質が放出される

造の維持にも関係しているからである。

正常な状態では筋細胞のアセチルコリン受容体は神経筋接合部のみに局在している（118ページ図6－3Ⓐ）。しかし軸索が退化消失し運動ニューロンの軸索との連絡が断たれると、筋肉が萎縮するばかりでなく、神経筋接合部に局在していたアセチルコリン受容体が細胞膜全体に広がってしまう（図6－3Ⓑ）。この現象に生理学的意味はないが、軸索末端から放出される栄養物質が筋細胞の表面の物質の分布に及ぼす影響の大きさを示している。

軸索が再生して神経筋接合部ができると、細胞膜全体に広がっていたアセチルコリン受容体はもとのように神経筋接合部にのみ局在するようになる（図6－3Ⓒ）。この過程は活動電位と共に軸索末端から放出される栄養物質により促進される。

運動神経が損傷した後の筋肉の機能回復を促すため、まだうまく身体を動かせない患者の関節を他の人が動かしてやることは、筋肉の機能回復に有効である。関節が動かされると伸長された筋紡錘に求心性インパルスが発生し、脊髄の伸長反射回路（86ページ図4－12）により運動ニューロンの遠心性インパルスが運動神経を通って筋肉に送り込まれることになり、これと一緒に筋肉を萎縮から回復させる栄養物質の放出も起こるからである（前ページ図6－4）。

第7章

下等動物における筋肉の〝超能力〟のふしぎ

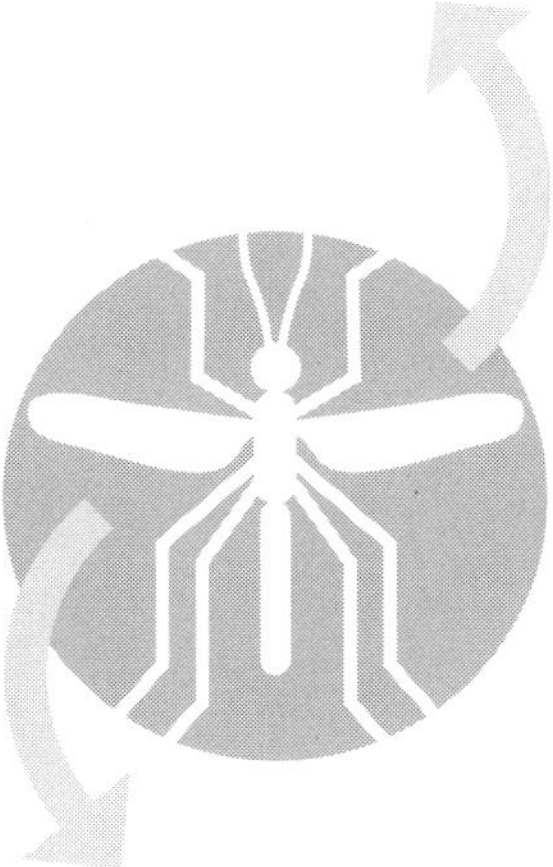

7−1 二枚貝の貝柱が燃料を消費せずに力を出し続けるメカニズム

自動車のタイヤがパンクしたとき、われわれはジャッキで車を持ち上げてタイヤを交換する。このときジャッキのレバーを回して車を持ち上げる仕事を行う（図7−1Ⓐ）。しかしいったん車を持ち上げてしまえば、ジャッキが車を支えるのに何ら余分なエネルギーを必要としない。

筋肉にこのジャッキのようなはたらきがあれば、燃料（ATP）を消費せずに長い間大きな荷重を支えることができるはずである。あるいは歯車の逆転を止めるラチェット（留め金）を用いても、エネルギーを使わずに歯車に大きな錘《おもり》をかけておくことができる（図7−1Ⓑ）。二枚貝の殻を閉じる貝柱の筋肉には、このジャッキやラチェットのようなメカニズムが存在するのである。

二枚貝の貝柱の筋肉の機能は殻を閉じて外敵から身を守ることである。ふだん、貝は殻を開いているが、外敵が来ると貝柱の筋肉を収縮させてすばやく殻を閉じる。この際の収縮は他の動物の筋肉と同様に、ATP分解のエネルギーにより行われる。外敵が殻をこじ開けようとすると貝柱はきわめて大きな力（重量にして一〇kg／cm²以上、ヒトの骨格筋の値の二倍以上）を出して殻を閉じ続ける。したがってわれわれが殻を閉じたハマグリやムール貝などを手で開けようとしても無理で、ナイフを差し込んで貝柱を切断しなければならない。

貝柱の筋肉が大きな力を出して収縮し続けているとき、そのＡＴＰ分解速度は貝柱筋が収縮せず休んでいるときと変わらず、力の発生に対してエネルギーが消費されていないことがわかっている。つまり、殻を閉じ続けている筋肉は自動車を持ち上げるジャッキと同じようなしくみを持っていることになる。貝柱の筋肉はいったん収縮してしまうと、エネルギーを使わなくても収縮したままの状態で大きな力を出し続けるのである。このしくみをキャッチ機構あるいは歯車の逆転を防ぐラチェットに例えてラチェット機構という。

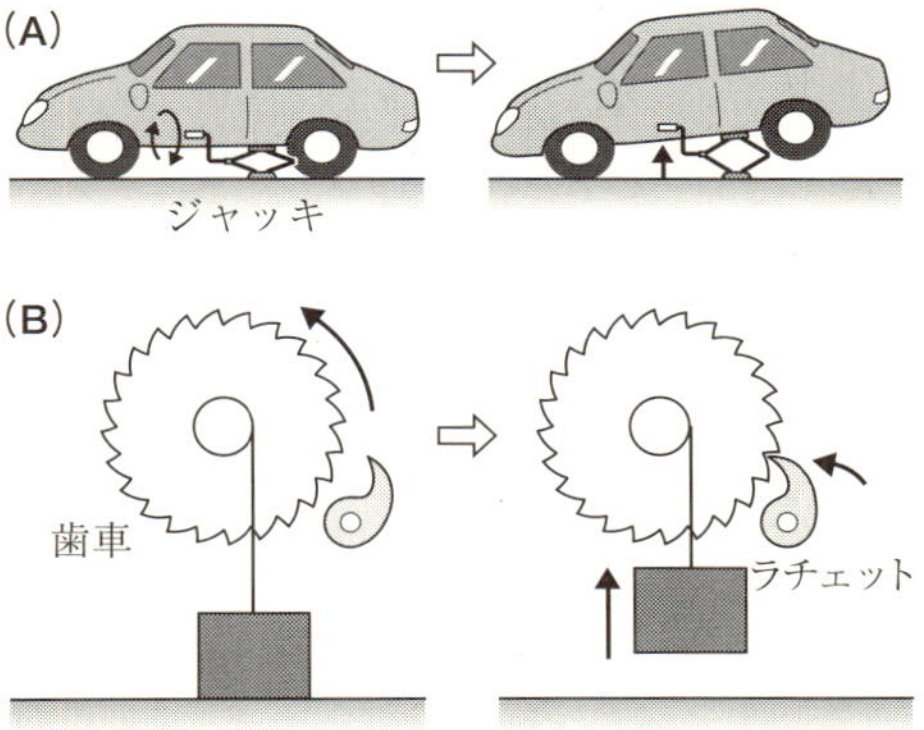

図７－１　ジャッキやラチェットつき歯車は、いったん仕事をしたあとは、エネルギーを使わずに荷重を保持できる

われわれの筋肉にこのようなキャッチ機構があればさぞ便利であろう。例えば重い荷物を持ったまま長いこと立っていなければならないとき、筋肉にキャッチ機構があれば全く体力を消耗しないでこの状態を保てるのである。

しかしこのキャッチ機構には難点もある。キャッチ機構は直ちに解除することができないのである。われわれの筋肉はいつでも収縮できるスタンバイ状態にあるが、キャッチ状態になった筋肉は細胞の内部で筋フィラメントの構造が変化し、いわば固く収縮したままの状態に固定されているので、もとの状態に戻るには時間がかかるのである。

二枚貝はこのキャッチ状態をほどくための特殊なキャッチ解除神経を持っており、ここからセロトニンという物質が分泌されてキャッチ状態を徐々に解除する。これはちょうどジャッキで持ち上げた車を下に戻すのにジャッキのレバーを何回も逆方向に回転させなければならないのに似ている。

われわれのような動物は身を守る貝殻もなく、天敵に襲われたときいつでも体を動かせるスタンバイ状態にないと危険なので、キャッチ状態から抜け出すのに時間がかかるのでは不都合なのである。

われわれの体内の血管が一定の直径を長時間保っているとき、血管の周囲の輪状の筋肉は長時間収縮し続けている。この血管の筋肉はキャッチ機構と類似のしくみによりエネルギーをほとんど使わずに収縮状態を保つ。この現象はラッチ機構と呼ばれ、医学的に重要であるがそのしくみはまだよくわかっていない。

7−2 昆虫の筋肉の見かけの超能力

昆虫の行動をわれわれの身体の行動に比べると、昆虫の筋肉は「超能力」を持っているとしか思われない。例えばノミは体長二㎜にも満たないが、一〇㎝もの高さで跳躍する。これはわれわれの身長に直すと一〇階建てのビルディングを軽々と飛び越えるのに相当する。またアリなどは自分の体重の何十倍もの物体を軽々と運んでいる。これはわれわれの体重に直すと何トンもの物体を軽々と手に持って運ぶことに相当する。

しかし昆虫のこのような「超能力」は見かけ上のものにすぎず、昆虫の筋肉とわれわれの筋肉の性能を比べると、単位断面積あたりに発生する力はむしろわれわれの筋肉のほうがすぐれているのである。

第2章で説明したように、筋肉はアクチンフィラメントとミオシンフィラメントの束からなる。このフィラメントの束は、動物の種類によって異なるが二〜五マイクロメートル（一マイクロメートルは一〇〇万分の一m）ごとにZ膜という構造で区切られている。Z膜とZ膜にはさまれた部分を筋節といい、筋肉の構造的、機能的単位である。つまり筋肉は多数の筋節が直列につながったものである。筋肉エンジンのシリンダーに相当するミオシン分子頭部の数は各々の筋節中で同じである。したがってどの筋節でも発生する力は同じで互いにつり合っている。

すでに説明したように、筋肉が発生する力は筋肉の断面積によって決まる。ただしこの言い方は、筋肉の機能単位である筋節一個の長さ（約二マイクロメートル）よりも短い筋肉はないことが前提となっており、実際に二マイクロメートル以下の長さの筋肉はないのでこの言い方は正しいのである。断面積の単位はcm^2、動物の体のサイズ（体長など）の単位は㎝なので、筋肉の断面積は大まかに言って体長の二乗に比例する。一方、体積の単位はcm^3なので体長の三乗に比例する。また、どんな動物の体の比重もほぼ1なので、動物の体重も体長の三乗に比例する。

したがって、動物の体長が1／2になったとすると、筋肉の断面積は1／2^2＝1／4になり体積（体重）は1／2^3＝1／8になる。つまり体のサイズが減少すると体積のほうが断面積よりはるかに急激に減少する。例えば体長がヒトの一〇〇分の一の昆虫では、筋肉の断面積つまり発生する力がヒトの一万分の一なのに対して体重はヒトの一〇〇万分の一となる。これが昆虫の筋肉が示す見かけ上の超能力の理由である。つまりノミは筋肉の発生する力に対して自分の体重が桁違いに小さくなるので体を軽々と飛び上がらせ、アリは自分の体重より桁違いに重い物体を軽々と運ぶのである。

7-3　昆虫の高頻度の羽ばたきのふしぎ

昆虫は二対の翅《はね》と三対の脚を持つ動物で、地上ばかりでなく水中と空中にも活動領域が広がっており、ある意味で現在地球上で最も繁栄している動物といわれる。ここでとりあげるのは二対の翅のうち一対が退化して一対のみ（つまり二枚）の翅を持つ双翅目《そうしもく》の昆虫である。双翅目に属するのはハチ、アブ、ハエ、蚊などであり、これらの翅の羽ばたく頻度は毎秒数百回から一〇〇〇回に達し、他の昆虫の羽ばたきが毎秒数十回であるのに比べて桁違いに高頻度である。人間に至っては手足を振動させられる頻度は毎秒数回が限度であろう。このためハチやハエは飛んでいるときブーンという大きな飛翔音を出す。また、か細いが甲高い蚊の飛翔音は羽ばたきの頻度が毎秒一〇〇〇回、つまり一〇〇〇サイクルにも達するためである。

飛翔中の昆虫から翅を動かす筋肉（飛翔筋）の活動電位を容易に記録することができる。次ページ図7-2(A)に示すように、まず昆虫の背中を棒の先に固定して脚は止まり木をつかませておく。そして止まり木を急に脚から離すと、昆虫は反射的に羽ばたきを始める。あらかじめ電極を飛翔筋に差し込んでおけば容易に飛翔筋が活動しているときの活動電位が記録される。

このような実験をすると、双翅目の昆虫と他の昆虫の間に著しい違いのあることがわかる。まず双翅目に属さないトンボでは羽ばたきの頻度は毎秒数十回であり、飛翔筋の活動電位と各々の羽ばたきとは一対一に対応している（図7－2(B)）。またトンボの飛翔筋は翅と直接つながっている。つまりトンボでは飛翔筋の一個の活動電位による収縮がそのまま翅を動かしていることになる。

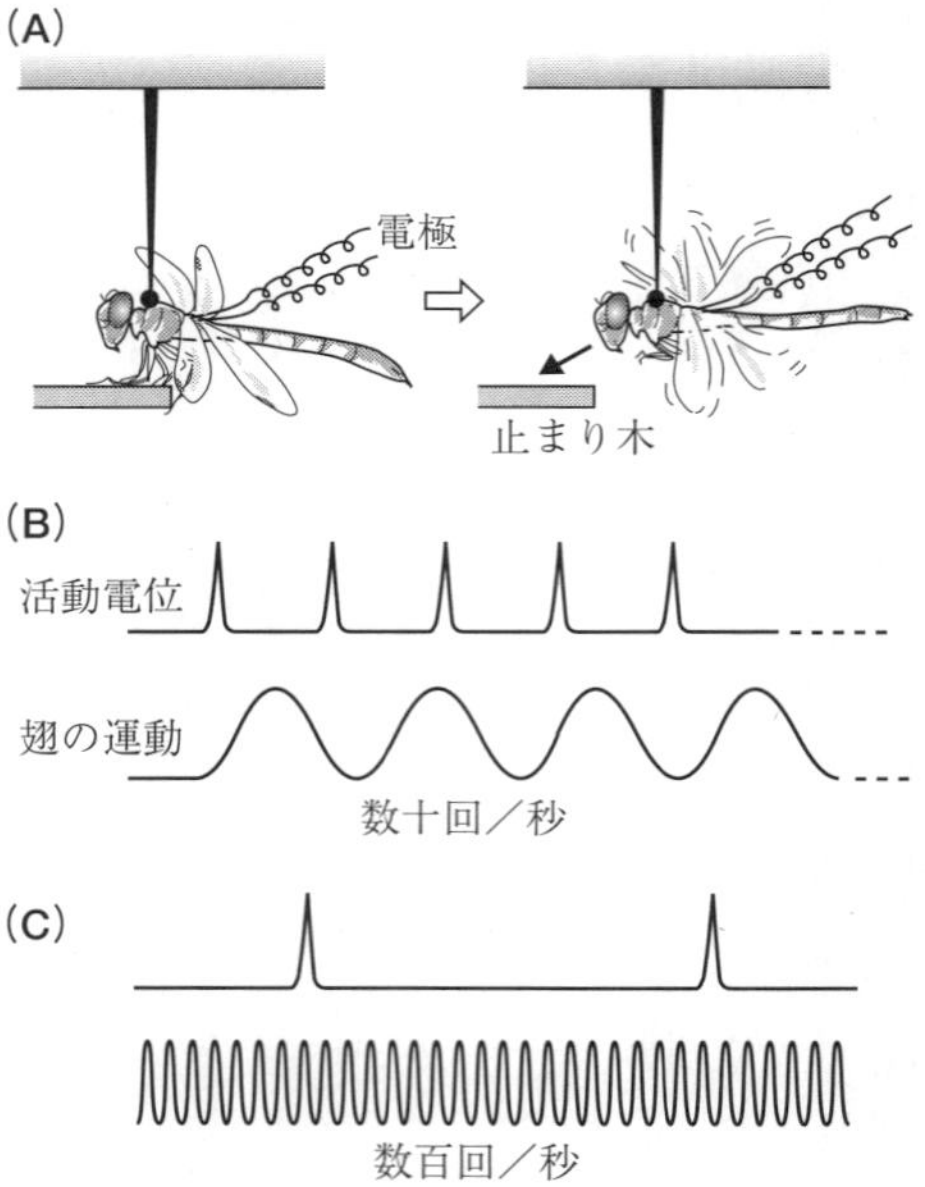

図7－2　昆虫の飛翔筋のはたらき　(A) 羽ばたき時における、昆虫の飛翔筋の活動電位を記録する方法　(B) トンボ飛翔筋の活動電位と羽ばたき　(C) ハエ飛翔筋の活動電位と高頻度の羽ばたき

一方、双翅目のハチやハエで同じ実験をすると、翅は毎秒数百回の高頻度で羽ばたいているのに飛翔筋から記録される活動電位は毎秒数回にすぎない（図7－2(C)）。私は以前NHKの『ウルトラアイ』という番組の依頼でこの実験を行い、放映されたので御記憶の方もあるかと思う。

双翅目の翅の高頻度の運動と翅を動かす飛翔筋の低頻度の活動電位という、摩訶不思議な現象の秘密は、双翅目の翅を動かす筋肉は翅と直接つながっていないところにある。図7－3(A)に示すように双翅目の昆虫の胸部はキチン質の硬い箱になっており、筋肉はこの箱の上下と前後に張られている。双翅目の飛翔筋の筋フィラメントは特殊な構造を持ち、他の動物の筋肉が数十%短縮できるのに対しわずか二%しか短縮できない。また毎秒数回の低頻度の活動電位で収縮状態を続けるという特殊な性質を持っている。

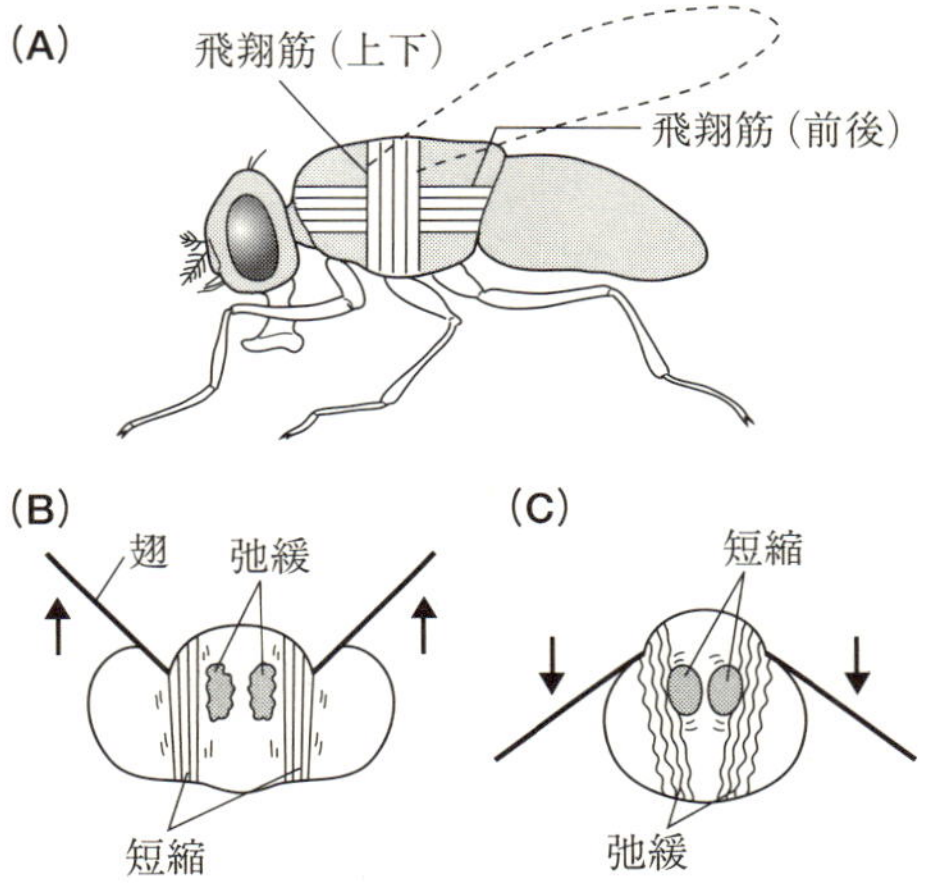

図7－3　(A) 双翅目の昆虫胸部の飛翔筋 (B)、(C) 胸部の断面。翅の上下運動と飛翔筋の短縮の関係

このような特殊な性質を持つ飛翔筋が胸部の弾性のある箱の上下と前後に張られていると、力学的な振動が起きる。上下に張られている飛翔筋が短縮すると、胸部も上下方向にわずかに圧縮され、前後方向の長さはわずかに増加する。逆に前後に張られている飛翔筋が短縮すると胸部は前後の方向に圧縮され上下方向の長さは増加する。胸部の翅の付け根には、胸部の上下および前後方向の長さ変化を増幅して翅に伝えるレバーがある。このレバーの作用によって胸部が上下方向に圧縮されたとき翅は上方に打ち上げられ、胸部が前後方向に圧縮されたとき翅は下方に打ち下げられる（図7－3(B)、(C)）。つまり双翅目の昆虫は飛翔筋と胸部とが起こす機械的振動（共振）を利用して翅を高頻度で動かしているのである。このような振動系の振動周波数は胸部の弾性と活動中の飛翔筋の性質が変わらなければ、翅の重さ（慣性）によって変化するはずである。実際に、翅をハサミで切って短くすると羽ばたきの頻度が増加する。

7－4　昆虫の発音のふしぎ

セミの大きな鳴き声は夏の風物詩である。セミの発音は図7－4(A)のような、左右一対の鼓膜と外骨格の間にある鼓筋との共振によるものである。セミの鼓筋の性質は双翅目の昆虫の飛翔筋とよく似ており、収縮しても約一％しか短縮できない。また一個の活動電位でかなりの期間収縮状態を続ける。

セミの鼓膜は弾性があり、外側に膨らんだＯＵＴポジションと内側にくぼんだＩＮポジションをとることができる。鼓膜は通常、ＯＵＴポジションをとっている。この状態でまず鼓筋が収縮して力を発生し、この力がある値を超えると鼓膜は急にＯＵＴポジションからＩＮポジションをとる。このとき鼓筋は約一％短縮し、発生していた力は急激に低下する。そして鼓膜は再び本来のOUTポジションに戻る。この鼓膜の動きは鼓筋をもとの長さに引き戻すので鼓筋は再び力を発生し鼓膜はまたINポジションをとる。

このような過程がくり返され、鼓筋が低頻度の活動電位で収縮状態にあるかぎり鼓膜の振動（約三〇〇サイクル）が続くのである（図7－4(B)）。

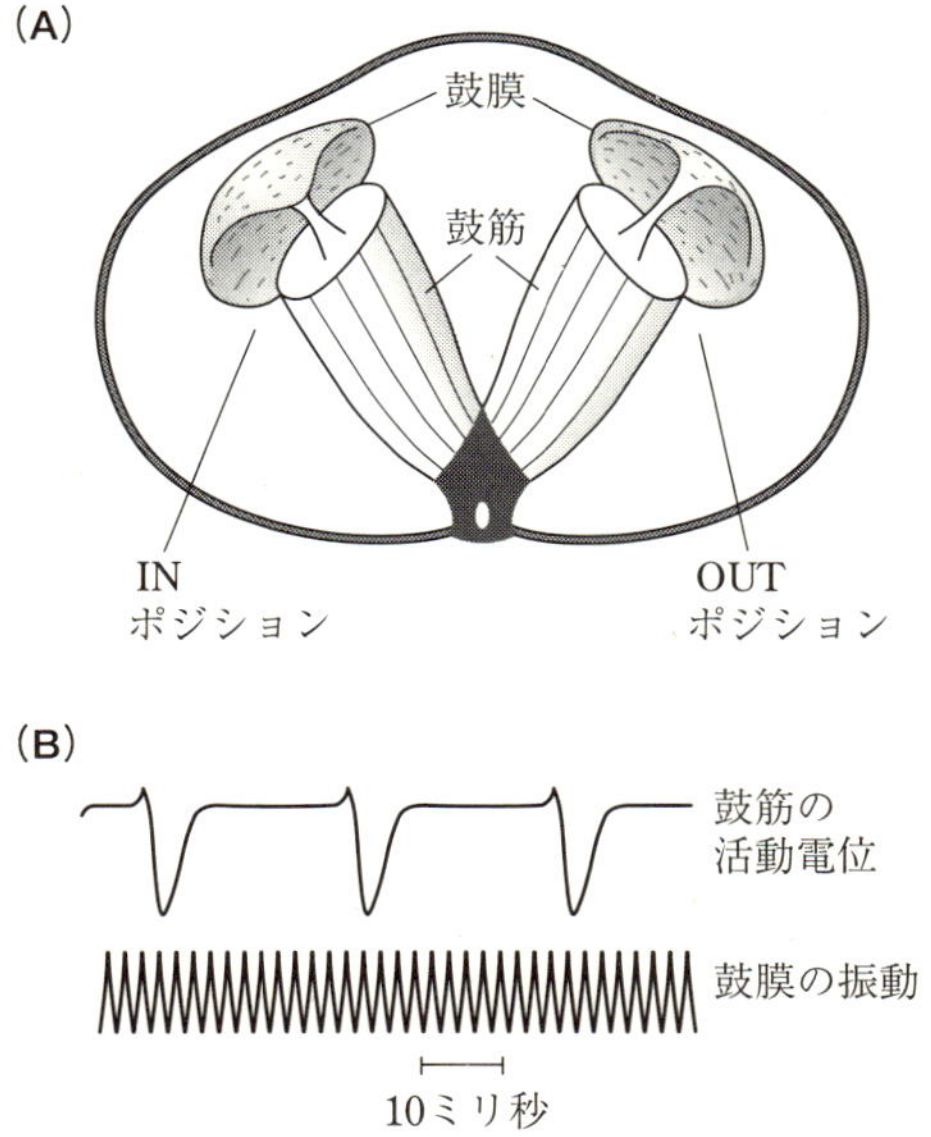

図7－4　セミの発音のしくみ　(A) セミの腹部の断面　(B) セミが発音しているときの鼓筋の活動電位と鼓膜の振動

なお、コオロギなどの昆虫は摩擦音を発生する擦音器官を持つ。前翅の翅脈の上にノコギリの歯のような細かいギザギザの突起が百数十個あり、この翅脈を肢で高速で摩擦することにより発音するのである。コオロギの発音の周波数は毎秒四〇〇〇サイクルにも達する。

7-5　発音魚のウキブクロ筋の高速振動

ヒトを含む脊椎動物の身体を動かす骨格筋を体外に取り出し、電気刺激により一個の活動電位を発生させると短時間の収縮（単収縮）を起こす（図7-5Ⓐ）。単収縮は筋肉の収縮の最小単位である。単収縮が続いている間にもう一個の活動電位が筋肉に発生すると、単収縮は重なり合う（図7-5Ⓑ）。活動電位が反復して発生すると、活動電位の頻度が低ければ個々の単収縮のピークが見分けられる不完全強縮が起こり（図7-5Ⓒ）、頻度が十分高くなると個々の単収縮は見分けられない完全強縮が起こる（図7-5Ⓓ）。ヒトの筋肉に完全強縮を起こす活動電位の頻度は毎秒三〇~五〇回位である。なお強縮（テタヌス）という用語は破傷風（テタヌス）に由来する。破傷風にかかった動物の筋肉は強い収縮状態になるからである。

人間の自由意志による身体運動はすべて筋肉の不完全強縮か完全強縮によるもので、単収縮による身体運動は存在しない。例えばピアニストが鍵盤を打つ速い指の動きにしても、そのひとつひとつはすべていくつかの単収縮が集まった強縮なのである。

カサゴなどの魚類は音を出してコミュニケーションをとるので発音魚と呼ばれる。発音魚の発音はウキブクロと骨の間に張られたウキブクロ筋の収縮によるもので、発音の際ウキブクロは毎秒数百回の振動を行っている。ヒトの筋肉とは対照的に、このウキブクロの個々の振動はウキブクロ筋の単収縮によって起こる。これは魚から分離したウキブクロ筋を毎秒数百回の頻度で電気刺激しても個々の単収縮が重なり合わないことから確かめられている。ウキブクロ筋の単収縮の立ち上がり速度はヒトの身体の筋肉と同じなのであるが、弛緩する速度ははるかに速いため、続いて発生する単収縮と重なり合わないのである（図7－5(E)、(F)）。

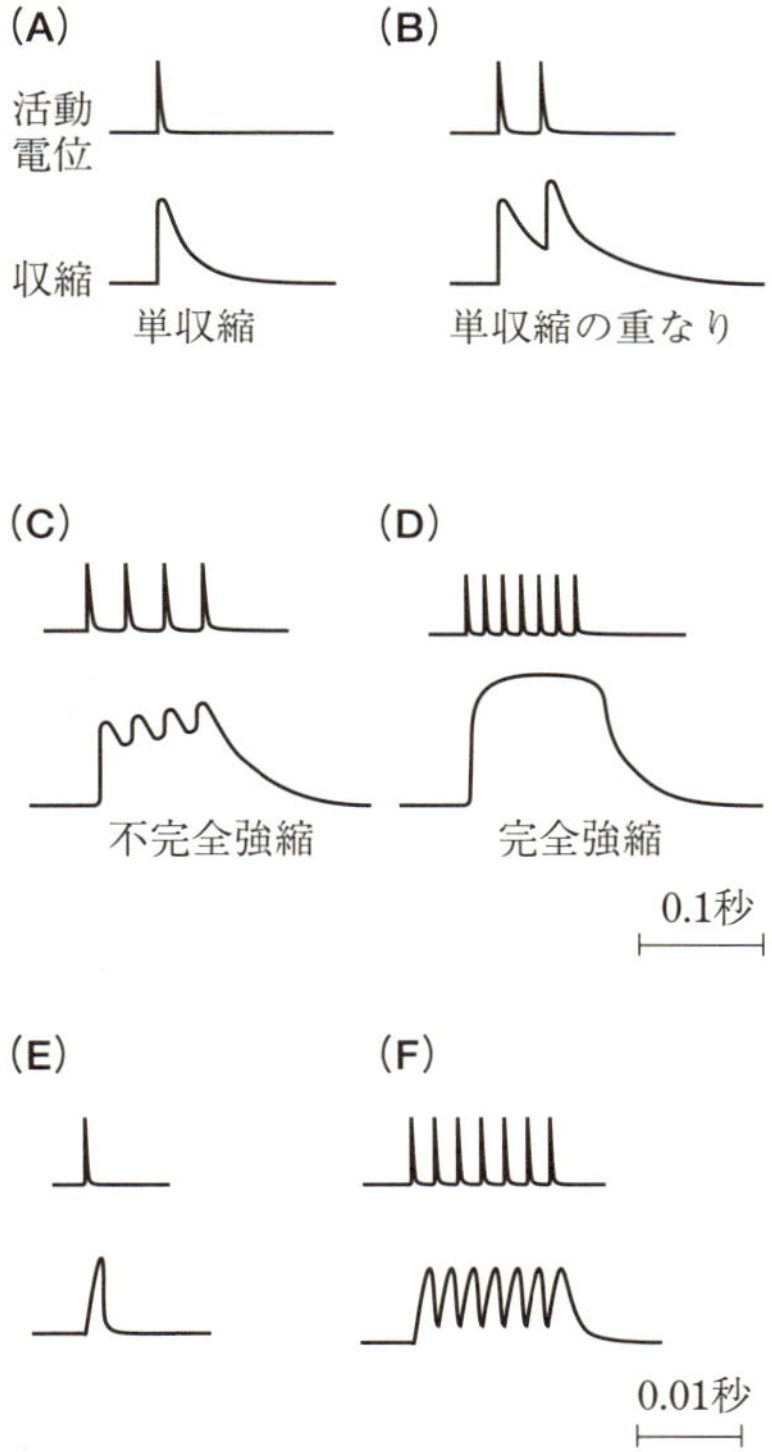

図7－5　(A) 脊椎動物骨格筋の単収縮と (B) その重なり合いによる (C) 不完全強縮と (D) 完全強縮　(E)、(F) カサゴウキブクロ筋の速い単収縮 (A)～(D) と (E)～(F) のタイムスケールの違いに注意

ウキブクロ筋の速い弛緩速度は、筋細胞内の著しく発達した筋小胞体によるものである。筋細胞中で筋小胞体の占める体積は通常数%にすぎないが、ウキブクロ筋では三〇%にも達する。第4章で説明したように、筋肉の収縮は活動電位の発生により筋小胞体から放出されるカルシウムイオン（Ca^{2+}）によって起こる。筋小胞体は放出されたCa^{2+}を再吸収するので、活動電位の間隔が長ければこの間に筋細胞内のCa^{2+}濃度は筋小胞体のCa^{2+}再吸収により低下し、Ca^{2+}がアクチンフィラメント上のトロポニンから離れるので筋肉は弛緩を開始する。カサゴウキブクロ筋ではこの筋小胞体のCa^{2+}再吸収が非常に強力なので個々の単収縮の弛緩速度が著しく速くなり、活動電位の間隔が著しく短くなっても単収縮の重なり合いが起こらないのである。

無脊椎動物の筋肉でも単収縮が著しく短いものがいくつか知られており、いずれも筋細胞内の筋小胞体が非常に発達している。

なお、魚類のような冷血動物は体温が水温とほぼ等しい。筋小胞体がCa^{2+}を再吸収する速度は水温の低下すなわち体温が低下することによって低下する。これは単収縮の弛緩速度を減少させるのでウキブクロ筋の発音にとって都合が悪い。一般に冷血動物の筋細胞内の細胞液中にはパルブアルブミンというCa^{2+}と結合するタンパク質が溶けているが、ウキブクロ筋ではこのパルブアルブミンの濃度が著しく高い。これは、体温が下がって筋小胞体のCa^{2+}再吸収速度が低下するとパルブアルブミンがCa^{2+}と結合し、単収縮の弛緩速度の減少を防ぐためであると考えられている。

第8章

心臓はなぜ肥大するか

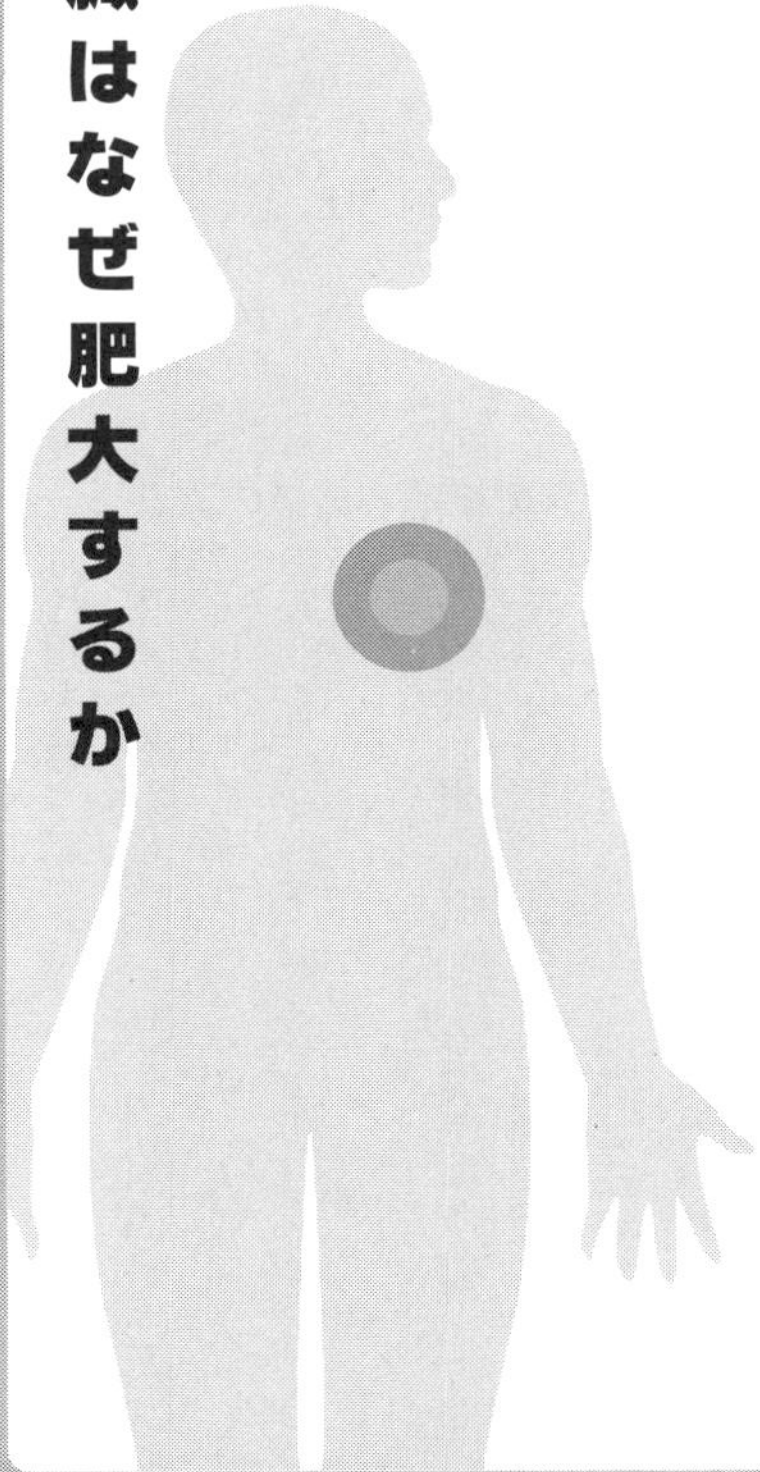

8-1　心臓は一生涯拍動を続ける

身体の運動を司る骨格筋は運動神経のインパルスが伝えられたときのみ活動するのに対して、心臓の筋肉である心筋は、人間が生きている限り休みなく活動し、血液を全身に送り出すポンプ作用を行っている。図8－1は心臓の断面と心臓中での血液の流れを示したものである。心臓は二心房と二心室からなるが、大動脈を通じて全身に血液を送り出すポンプ作用は左心室が行っている。

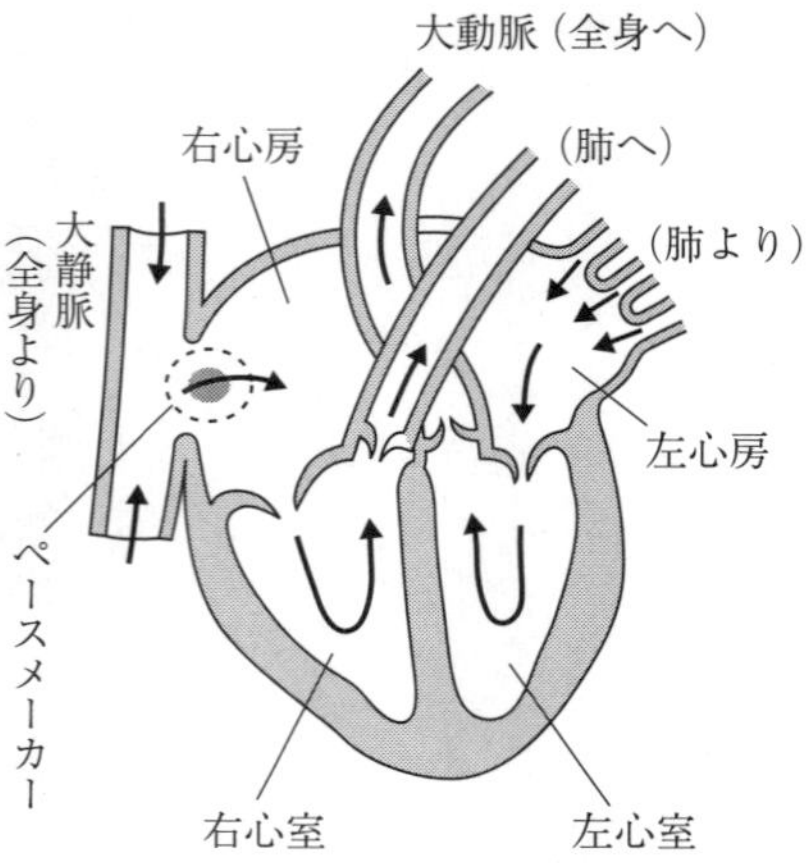

図8－1　心臓の構造と血液の流れ

最近心臓停止による突然死が人々の関心を集めているので、本書では心臓の拍動についてかなり詳しく説明しよう。日本では臓器移植の前提となる脳死の判定が論議されているが、ヒト個体の死の最も確実な証拠が心臓の停止であることには誰も異論はない。

心臓は母親の胎内にいる胎児の状態ですでに完成しており、血液を送り出し始める。心臓の拍動はまず大静脈が心臓に入るところ（洞房結節という）からスタートし、心房から心室へと伝わってゆく。心臓の拍動がスタートする場所をペースメーカーという。ペースメーカーの拍動は神経のインパルスによるものではなく、この部分の心筋自身が自動的にくり返し発生させている活動電位によるものである。このしくみはまだよくわかっていない。

心臓の拍動そのものはペースメーカー部の心筋が自動的に起こしているが、拍動の頻度は自律神経が末端から分泌する物質によって変化する。自律神経には交感神経と副交感神経があり、交感神経が分泌するアドレナリンはペースメーカーの拍動頻度を高め、副交感神経が分泌するアセチルコリンは逆にペースメーカーの拍動頻度を低下させる。われわれが興奮すると心拍数が増すのは交感神経のアドレナリンの作用である。

人間が運動をせず椅子に腰掛けて安静にしているときの心臓の拍動頻度（心拍数）は約七〇回／分であるが、身体運動を行うと一〇〇回／分以上に増加する。これは運動によって筋肉がより多くの酸素の供給を必要とするようになり、自律神経系のアドレナリンが心臓に作用して心拍数が増大し、単位時間あたりより多くの血液を送り出すからである。

ところで、たとえ安静にしていてもペースメーカーの拍動頻度が急に変化することがある。このような現象は不整脈と呼ばれ、健康な人でも多少は見られるものである。しかしペースメーカーの拍動頻度が極端に不安定な場合には、体内に人工のペースメーカーを装着しなければならない。

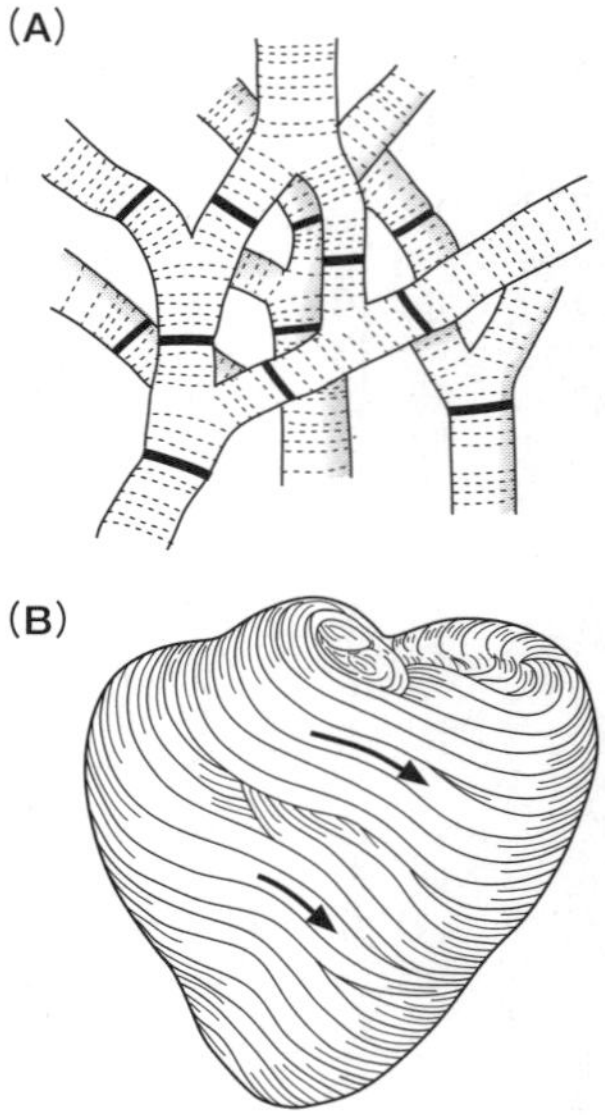

図8－2　(A) 心筋細胞の網目構造 (B) 心室における心筋細胞のらせん状走行

8－2　心臓のポンプ作用は心筋細胞の収縮による

心臓は図8－2(A)に示すように、枝分かれした小型の心筋細胞の網目が袋状になって組み合わさったもので、個々の心筋細胞が収縮すると心室や心房の容積が減少し血液を外に送り出すポンプ作用が起こる。心室は図8－2(B)のように、帯状になった心筋細胞の網目がらせん状に巻かれることによって形作られている。なお血液を動脈に送り出すポンプ作用は左心室が行っているので、本書では単に心筋あるいは心筋細胞と言う場合、心室筋あるいは心室筋細胞を指す。

心筋細胞中にも骨格筋と同様のアクチンフィラメントとミオシンフィラメントの格子構造がある。つまり筋肉エンジンは骨格筋と心筋とで同様と考えてよい。

さて、歯磨き粉などの入ったチューブから内容物を完全に絞り出すときにチューブの尻から開口部に向かってチューブをしごく動きを考えてみよう（図8－3Ⓐ）。これと同様に心室が血液をすべて動脈に送り出すためには、まず心室の底部から収縮が起こり、次いで大動脈と連絡する心室の上部に伝わることによって内部の血液を外に絞り出す（図8－3Ⓑ）。心筋細胞中には、ペースメーカーからスタートした活動電位を心臓のポンプ作用が円滑に起こるように伝える刺激伝導系という細胞がある。刺激伝導系は活動電位を伝えるために分化した細胞で、ペースメーカーから出発した活動電位をまず心室の底部に伝え次いで心室の上部に向かって伝える。この際、心筋細胞の帯がらせん状に走っていることは、ちょうどタオルを絞るように血液を絞り出すのに都合がよいと考えられる。

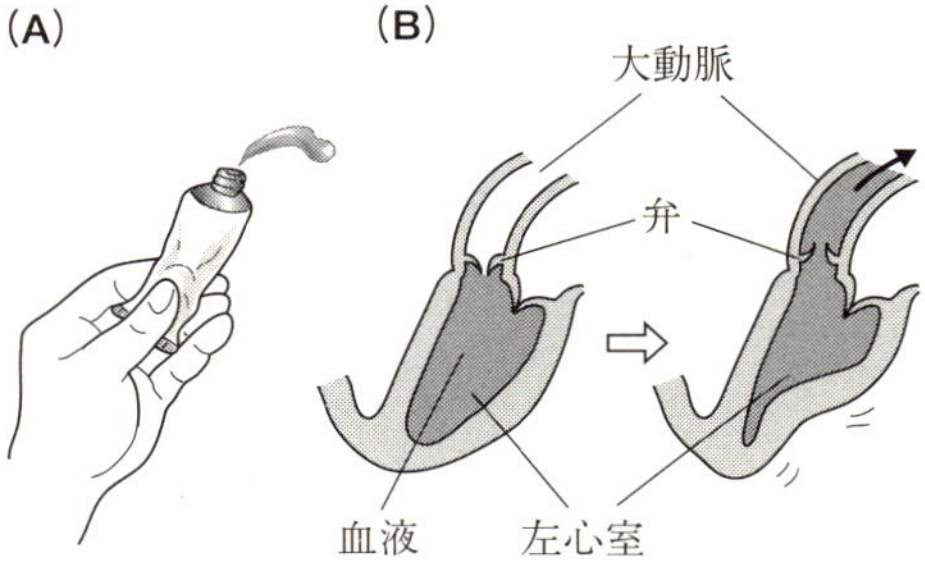

図8－3　(A) チューブをしごく動きと、それと同様に血液を送り出す (B) 心室の収縮

心室は何層もの心筋細胞の網目が厚く重なり合っているので、活動電位は個々の心筋細胞から心筋細胞へと網目構造を伝わらねばならない。心筋細胞の網目構造にそっての活動電位の伝わりはきわめてデリケートで、これが円滑に行われなければ心臓のポンプ作用に障害を生ずるのである。

8-3 心臓が肥大するメカニズム

血管系の障害によって死亡した患者の心臓、特に血液を動脈に拍出する心室は、正常時よりも発達して大きくなっている。一般に心臓が発達して大きくなることを心臓の肥大という。これは心臓を構成する個々の心筋細胞の肥大によるもので、いわゆる疾患ばかりでなく、激しいトレーニングを続けているスポーツ選手にも多く見られ、これをスポーツ心臓という。

スポーツ心臓の原因は身体のトレーニングによる骨格筋の発達と同様である。毎日長時間の激しいトレーニングを続けていると、心臓も高頻度で拍動を続けなければならないので、心筋細胞の活動増大のシグナルがカスケード反応により心筋エンジン部品製造工場の活動をさかんにするため、心臓が肥大するのである。

このしくみは第5章で説明した運動による骨格筋の発達のしくみ（97ページ図5-2）と同じである。つまり、トレーニングは骨格筋ばかりでなく心筋も発達させるということがわかる。

心臓の肥大はトレーニングをしなくても、血管系の障害、例えば血管内壁にコレステロール等が沈着して動脈の内径が狭くなることによっても起こる。動脈内径が減少すると血液が流れにくくなる。別な表現をすれば、血管の血液の流れに対する抵抗が増大する。したがって心臓はより強い力で血液を動脈に拍出しなければならなくなるのである。

正常時にはまず心房から心室に血液が流入し、心室の容積が増大する。ついで心筋が収縮すると心室の容積は減少し、この容積の減少に等しい量の血液が動脈に拍出される（図８－４Ⓐ）。しかし、動脈の血流に対する抵抗が増大すると心室から動脈への血液拍出量が減少し、血液を循環させる心臓のポンプ機能が低下する（図８－４Ⓑ）。したがって心臓が十分なポンプ機能を維持するためには、心筋がより大きな力で心室内のすべての血液を拍出しなければならない。

この目的を達成するため、心筋エンジン部品製造を促進するカスケード反

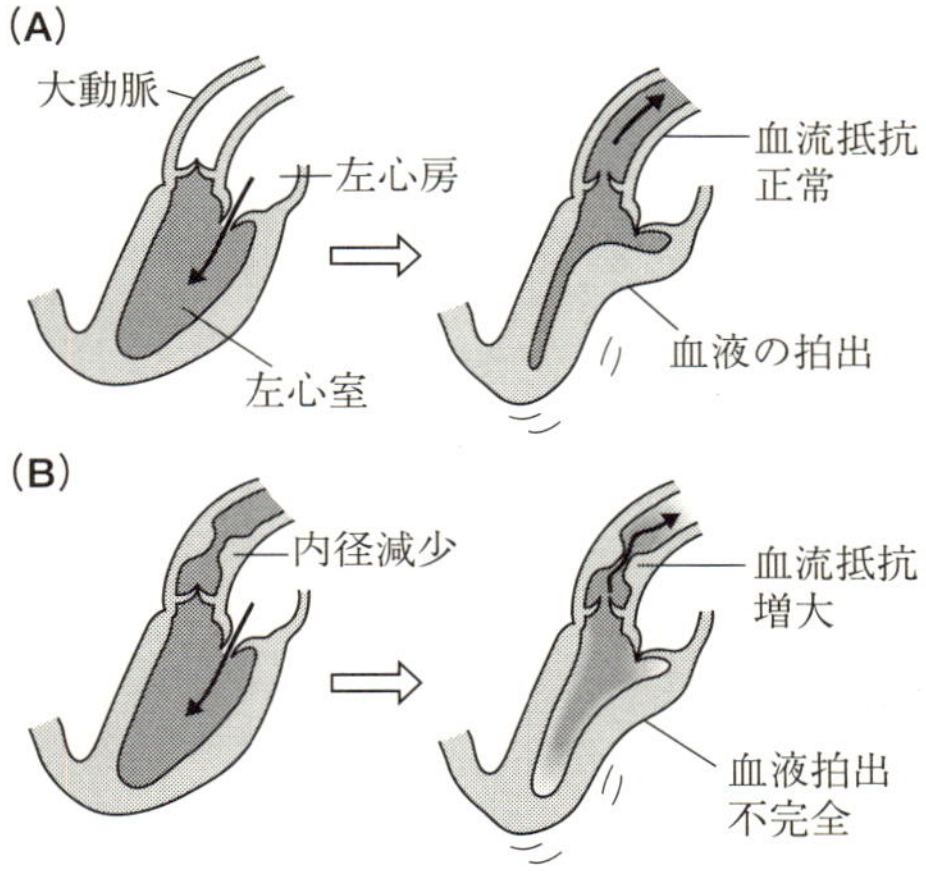

図８－４　心筋による心室内の血液の大動脈への拍出　（A）正常時。心室の容積減少と等量の血液が拍出される　（B）動脈内径が減少すると、血流抵抗の増大により心室の血液拍出量が減少する

応が心筋細胞でスタートし、心筋エンジン部品製造工場の活動の増大と心臓の肥大が起こる。この際、カスケード反応を起こす重要なシグナルは血液が拍出されたのち心室壁に残る圧力であることがわかっている。つまり動脈の血流抵抗増大による心臓の肥大は、心臓がこの血管抵抗の増大に打ち勝つよう心筋エンジンの数を増加させ、より大きな力で血液を完全に心室外に送り出すための「努力」の現れなのである。

8-4 心筋エンジンの自動的モデルチェンジ

心筋エンジン部品製造の促進により大きな力を出すメカニズムに加えて、ある種の哺乳動物では心筋中のミオシンアイソフォームの種類の切り換えが起こる。つまり心筋エンジン自身がより条件に適したタイプに交換されるのである。自動車で言えばエンジンをより作動条件に適したものに交換することに相当する。自動車製造会社が多額の費用と時間をかけてはじめて可能な「エンジンのモデルチェンジ」を心筋エンジンは自動的にやってのけるのである。

心筋のミオシンアイソフォームの種類は二種類のみで、骨格筋のアイソフォームに比べてはるかに少ない。これは骨格筋がいろいろなタイプの運動に応じて機能を変化させなければならないのに対して、心筋は単に血液を十分な力で動脈に拍出すればよいためであろう。

これら二種類のミオシンアイソフォームはそれぞれV1ミオシンとV3ミオシンと呼ばれる。ラットなどの小型哺乳動物の心筋は、正常時にはV1ミオシンのみからなる。ラットの大動脈を心臓の近くで軽くしばって人工的に動脈の血流に対する抵抗を増やしてやると、すでに説明したように心筋細胞にカスケード反応が起こり、心筋エンジン部品製造工場の活動が増大して心筋が肥大するばかりでなく、心筋のV1ミオシンは短期間のうちにすべてV3ミオシンに置き換わってしまうのである。

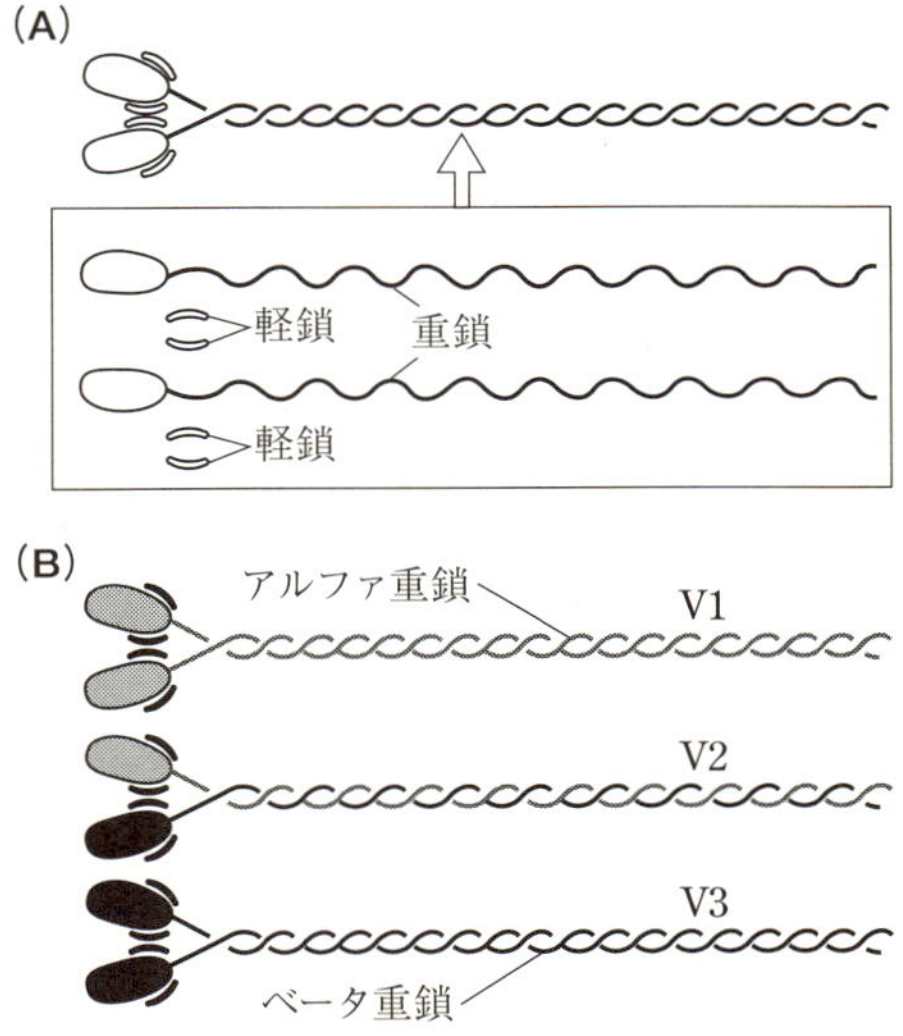

図8-5　心筋ミオシンのアイソフォーム
(A) ミオシン分子は2本の重鎖と4本の軽鎖からなる　(B) アルファ重鎖とベータ重鎖の組み合わせによる3種のミオシンアイソフォーム

図8-5(A)に示すように、二個の頭部を持つミオシン分子は一個の頭部を持つミオシン重鎖が二本組み合わさってできたものである。また各々のミオシン頭部には短いミオシン軽鎖が結合している。心筋のミオシン重鎖にはアルフ

γ重鎖とベータ重鎖の二種類しかない。V1ミオシンは二本のアルファ重鎖からなり、V3ミオシンは二本のベータ重鎖からなる（図8－5Ⓑ）。この他に一本のアルファ重鎖と一本のベータ重鎖からなるV2ミオシンの存在が考えられるが、実在するか否か明らかではない。

筆者と東大の循環器研究グループがV1ミオシンとV3ミオシンの機能を比較した結果、アクチンフィラメントと滑り合う速度はV1がV3の二倍速いが、同じ大きさの力を発生し続けている状態での単位時間あたりのATP消費量はV3がV1の半分であった。つまり心筋がATP分解のエネルギーを力の発生に変換する効率（心筋エンジンの燃費）はV3がV1より二倍すぐれていることがわかった。つまりV1ミオシンは速いミオシン、V3ミオシンは省エネルギー型の遅いミオシンである。

以上の結果は、ラット心筋の血液拍出に対する動脈抵抗を動脈をしばることによって実験的に増大させると、心筋エンジンは燃費のすぐれた省エネルギー型のタイプに自動的にモデルチェンジされることを示している（図8－6）。別な言葉で表現すれば、「ラットの心筋はそのエンジンを省エネルギー型に切り換えて、血管抵抗の増大に耐える」ということになる。

一方、ヒトを含む大型哺乳動物の心筋は正常時にはすべてV3ミオシンからなり、血管の血流に対する抵抗が増大してもこのミオシン重鎖のアイソフォーム組成は変化しない。しかし心筋が肥大した患者から採取した心筋細胞の収縮速度と発生する力は正常時よりも増大するという報告があるので、心筋エンジンはやはり高性能なタイプに置き換えられるらしい。したがってヒト心筋エンジンの機能の増大はラットのようなミオシン重鎖アイソフォームの切り換えによるものではなく、ミオシン軽鎖の組み合わせの変化によるものである可能性が考えられる。あるいはミオシン以外の心筋エンジンの部品が置き換えられることによるものかもしれない。

このように、臨床的に重要なヒト心筋の血管抵抗増大に対する機能増大のメカニズムはまだ謎のまま残されている。

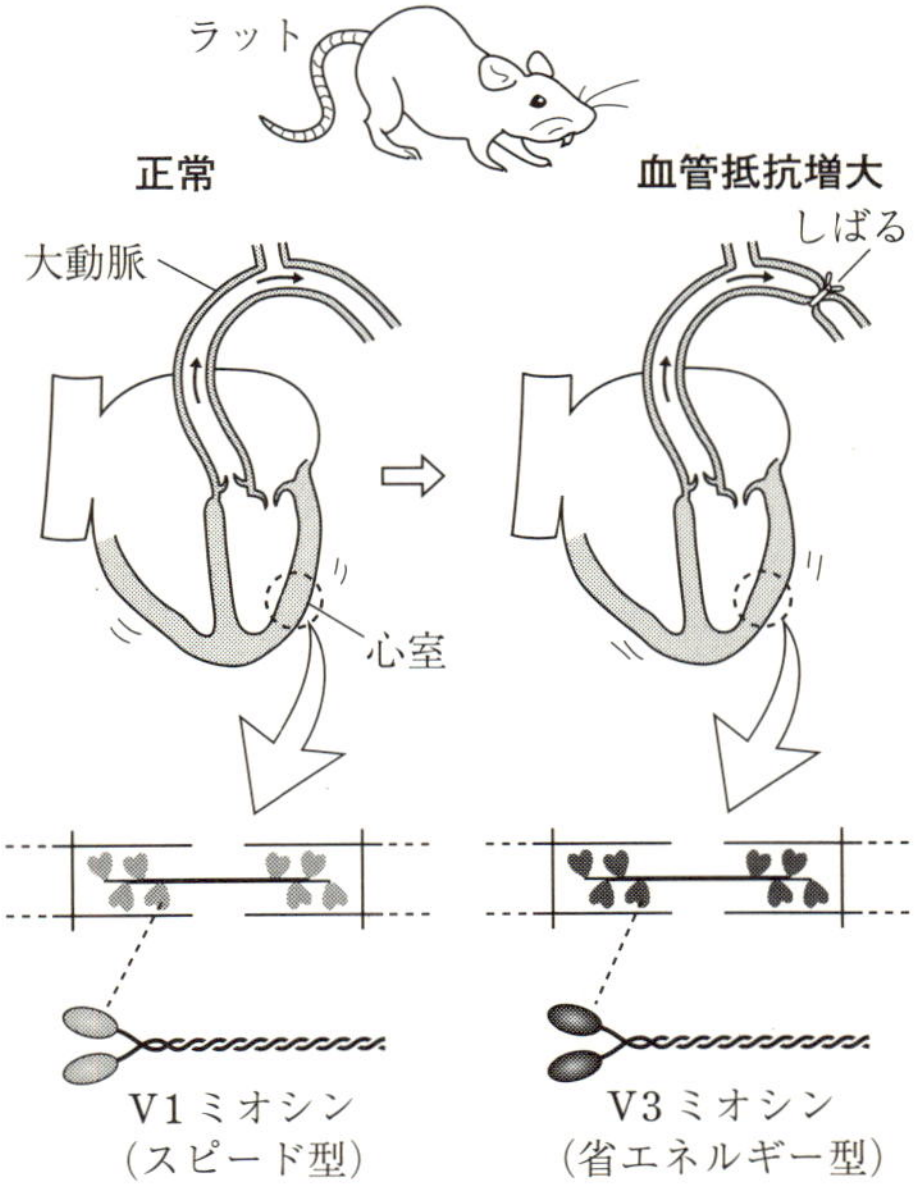

図8-6　血管（動脈）抵抗の増大による心筋ミオシンアイソフォームのV1からV3への切り換え

第9章

心臓停止による突然死はどうして起こるか

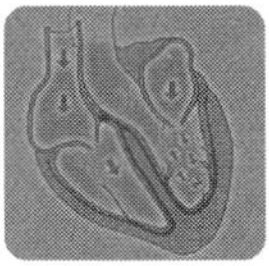

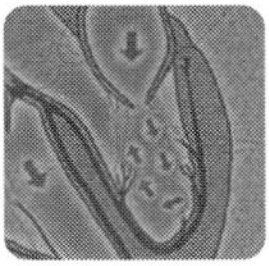

9-1　心臓停止の原因となる不良心筋細胞

最近、若くて健康な人々の心臓停止による突然死が注目を集めている。このような疾患の予防には心臓停止のメカニズムを理解することが必要である。ここでは主として心臓や血管系に特に疾患のない人々の突然死の原因について考えることにする。

心臓が停止する前には、しばしば血液を動脈に拍出する心室が高頻度（毎分二〇〇回以上）で小刻みに振動する。この現象を心室細動という。この際心室はぶるぶる震えるのみで血液は拍出されない。心室細動が長く続けば、心臓を含む全身の臓器に酸素が供給されなくなり生命が危険にさらされる。心筋細胞間の活動電位の伝わりの異常によって起こる、この細動現象の除去には胸部に置いた電極から電気パルスを心臓に与えるのが有効であるが、この処置は心室細動開始から数分以内に行う必要があり、急場には間に合わない。なお、最近医師以外の救急救命士もこの処置を行えるよう法律が改正され、平成一五年四月より施行されている。

これまで心室細動の発生は、ペースメーカーで発生する活動電位を心臓に伝える刺激伝導系の機能の異常と考えられてきた。しかし最近の研究によれば、むしろ心筋細胞に十分な力を発生しない不良品ができるのが原因のようである。では不良心筋細胞はどうしてできるのであろうか。

9－2　ミオシンアイソフォームには不良品がある

一見健康な人々の心臓が何の前触れもなく突然停止する突然死は年齢に関係なくしばしば起こる。この原因はさまざまであるが、突然死を起こした患者の心臓は発達して大きくなっている（肥大している）ので、この疾患を肥大型心筋症という。

米国の国立保健研究所で肥大型心筋症患者の家系調査を行った結果、特定の家系に属する人々に高い確率で起こることがわかった。したがってこの疾患は家族性肥大型心筋症とも呼ばれる。

このような家系の人々からリンパ球を採集し、リンパ球の核のＤＮＡを詳しく調べた結果、ミオシンアイソフォームの設計図の一部が突然変異によって変化していることが発見された。身体の細胞の核中のＤＮＡには人体のすべてのタンパク質の設計図が刻み込まれているので、どんな細胞の核のＤＮＡでも心筋エンジン部品の設計図が調べられるのである。

この「間違った」設計図をｍＲＮＡが転写して製造されるミオシンアイソフォームは、その機能が正常なものに比べて著しく劣っており、いわばミオシンアイソフォームの不良品である（次ページ図９－１）。

不良ミオシンアイソフォームは、ミオシン分子中の数百個のアミノ酸のうちわずか一個から数個が他の種類のアミノ酸に置き換わっただけである。しかしミオシン分子はおびただしい数のアミノ酸がつながってできているので、たとえ一個から数個のアミノ酸の種類が違うだけでも、分子の機能を決める三次元の立体構造が著しく変化し、分子の機能がそこなわれてしまうのである。

このような不良ミオシン分子がアクチンフィラメントと反応して滑り合う速度や発生する力などは、正常なミオシン分子に比べて著しく劣っている。したがって心筋細胞中のミオシンアイソフォームのかなりの部分が欠陥エンジンである不良品アイソフォームとなれば、それだけ心筋細胞全体の機能は低下する。もし大部分のミオシンアイソフォームが不良品になれば、心筋細胞は全体として不良品となり、ついには心臓の拍動停止の原因となる。

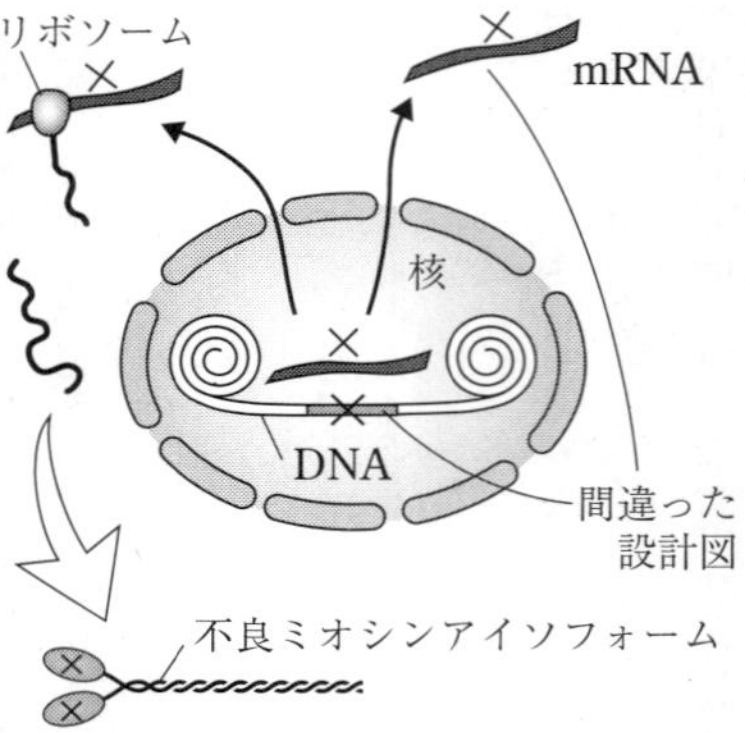

図9－1　DNA上の間違った設計図によって作られる不良ミオシン

なお、DNAを含む核内の染色体は対をなして存在するが、設計図の「間違い」はどちらか一方にのみ起こると考えられる。結果、不良ミオシンと正常ミオシンの製造が競合することになる。もし両方の染色体の設計図とも間違っていれば、深刻な心臓の機能不全が起こる可能性がある。

このようなDNA設計図の間違いは、元来人体のDNA中のあらゆる設計図にある確率で起こりうる現象で、生物の進化も長い年月にわたるDNA設計図の変化、つまり突然変異の積み重なりの結果起こったものである。

不良ミオシンの製造につながるDNAの設計図の変化が特定の家系の人に起こりやすいのは、ミオシンの設計図の変化を起こしやすい要因が遺伝的に伝えられるためであろう。しかしDNA設計図の変化は元来は確率の問題で、どんな人にも起こりうるのであるから、近縁の人に突然の心臓停止で亡くなった人がいないからといって安心できるというわけではない。

9―3　不良ミオシンは正常ミオシンに負担をかける

家族性肥大型心筋症の特徴は、血流に対する動脈の抵抗の増大が見られないにもかかわらず、超音波エコーなどで調べると心臓がすでに肥大していることである。この肥大の原因は近年まで謎とされていたが、現在では不良ミオシンが原因と考えられるようになってきた。つまり不良ミオシンを多く含む不良心筋細胞のために心臓全体のポンプ機能が低下するので、これを回復するため正常な心筋細胞がより大きな力を出さねばならなくなり、心臓の肥大が起こるというわけである。さらに詳しく説明すると、不良ミオシンによる心臓のポンプ機能低下をカバーするためには正常ミオシンの機能の増大が必要であり、したがってミオシン製造工場の活動を促進するカスケード反応が起こり、正常ミオシンが増え、その結果心筋が発達するのである。つまりこのような心臓肥大の原因は第8章で説明した血管抵抗の増大ではなく、不良心筋細胞により心臓全体の機能が衰えるのを防ごうとする防御反応なのである。次にこの過程をより具体的に説明しよう。

第2章で説明したように筋肉は多数の筋節が直列につながったものであり、ミオシンがすべて正常ならどの筋節で発生する力も同じでつり合っている。

筋肉中の筋節の配列を表す力学回路は電気回路によっても表すことができる。力学回路の力は電気回路の電圧である。筋肉中では筋節が多数直列につながっているが、筋肉全体が出す力は個々の筋節が出す力（x）に等しい。つまり長い筋肉で筋節がいくらたくさんつながっていても筋肉全体の出す力はxで変わらない（図9－2Ⓐ）。これは電気回路で同じ電圧の電池（例えば一・五Vの乾電池）が多数並列につながった状態に相当する（図9－2Ⓑ）。並列につながった電池はいくら数が増えても回路全体の電圧は一・五Vで変わらない。

もし直列につながった多数の筋節の中に他の筋節よりも小さな力しか出さない不良な筋節があれば、その筋節は他の筋節の出す力によって引き伸ばされる。筋節には引き伸ばされるとより大きな力を出し、逆に短縮すると発生する力が減少する性質が備わっているので、力の弱い筋節はどこまで引き伸ばされてもちぎれてしまうことはなく、ある程度引き伸ばされたところで筋節間

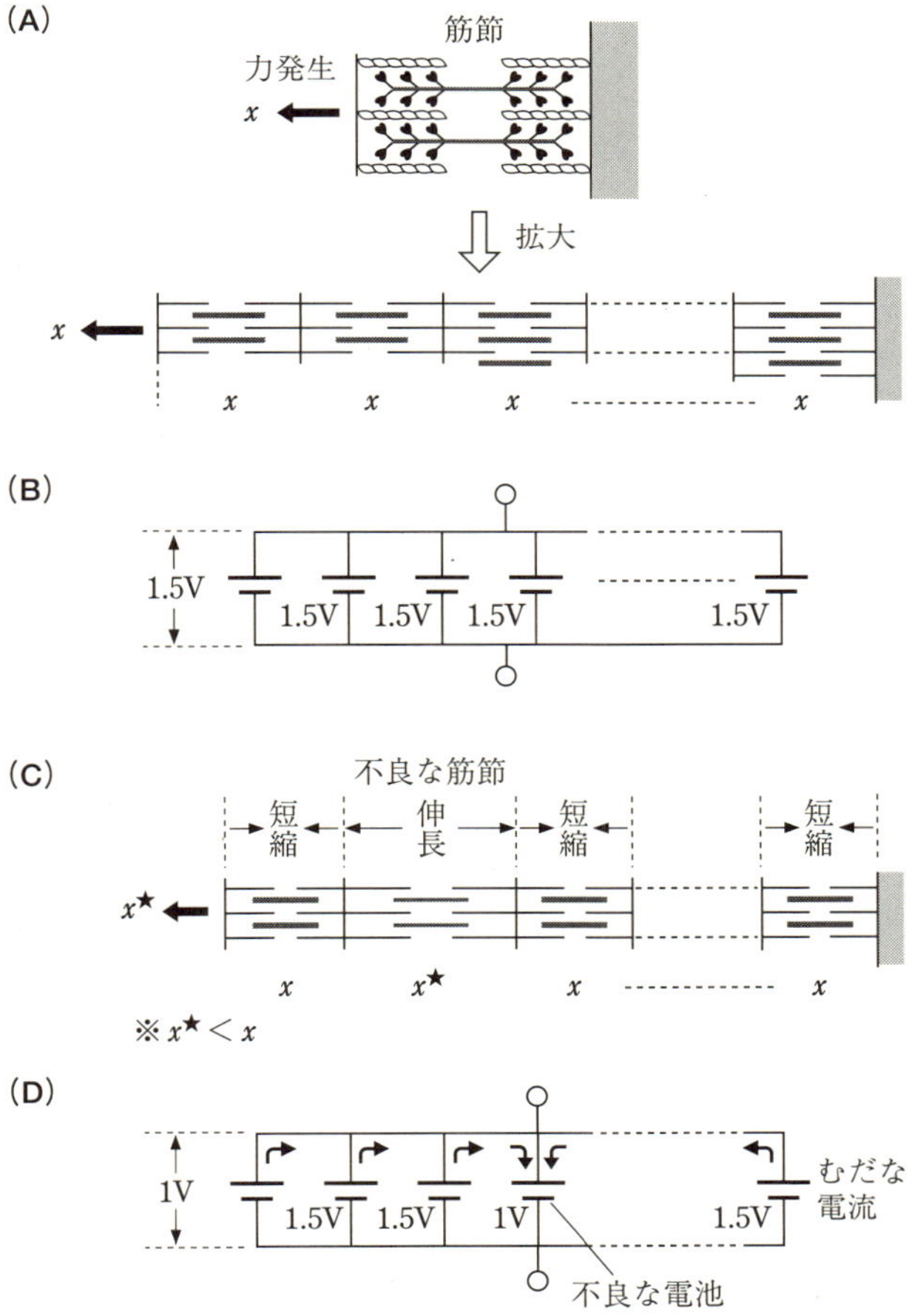

図９－２　(A) 筋肉中で直列につながった筋節間の力のつりあい　(C) 不良な筋節により発生する、力の低下　(B) と (D) は、それぞれ (A) と (C) の状態に対応する電気回路

の力はつり合う。しかし筋肉が力を発生する際、筋節の長さが不均一になると筋肉全体の発生する力が減少し（図９－２Ⓒ）、ＡＴＰのエネルギーのロスが起こる。これは並列につながった電池の中に電圧の低くなった不良品があると、この不良電池と正常電池の間にむだな電流が流れる（図９－２Ⓓ）のと似ている。こんな状態では正常な電池もどんどん消耗していってしまう。同じような状態が心筋で起こると、心臓を形成している心筋細胞の網目構造が構造的にも機能的にも歪むため、心臓の機能に深刻な障害を起こすのである。

次に全身に血液を送り出す左心室のポンプ作用の一サイクルを考えてみよう。①まず左心房から血液が流れ込み左心室を満たすので心室は拡張する。すると心室容積が増大し、個々の心筋細胞はこのとき弛緩しているので引き伸ばされる。この結果左心室内壁に加わる圧力が高まる。②次に心室の筋細胞が収縮力を発生し始める。この力が十分大きくなると心室壁の圧力に抗して心筋の短縮が始まる。この結果心室の容積は減少し血液を動脈に拍出する。これが心室のポンプ作用である。③血液の拍出が完了し心室が空になると心筋細胞は弛緩し、再び左心房から血液が心室に流れ込んでくる（図９－３）。

②は、心臓が血液を拍出するポンプ作用に先行する重要な過程である。血液を送り出すためには血液によって心室壁に加えられる圧力よりも大きな力が必要なため、個々の心筋細胞は長さを変化させずに力を発生する。ここで、心筋細胞は互いに直列につながっているので、正常細胞よ

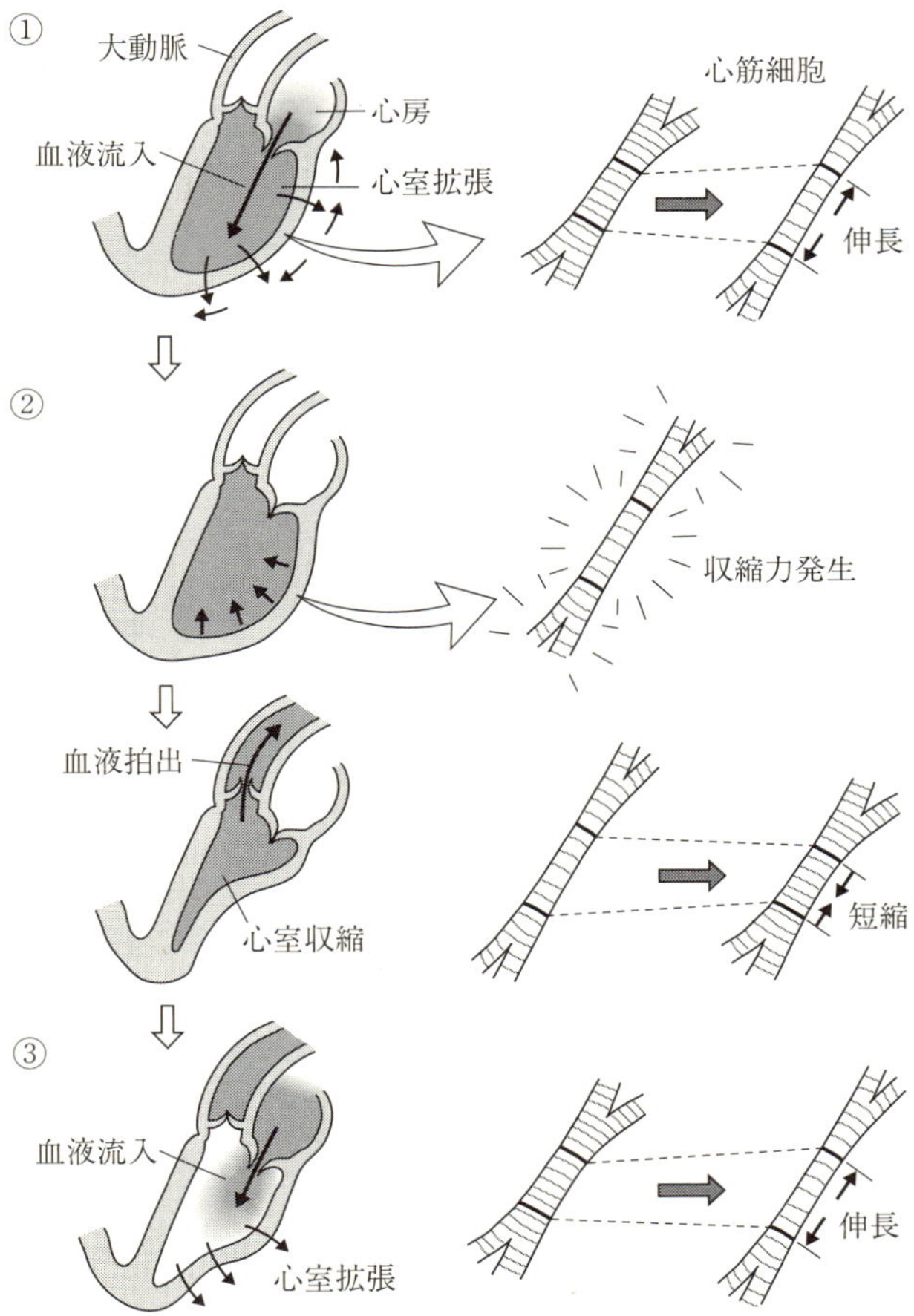

図９－３　心筋のポンプ作用のサイクル

り小さな力しか出せない不良心筋細胞があると、これは正常な細胞によって引き伸ばされる。この結果正常な細胞は不良細胞が伸ばされた分だけ短縮しなければならない。つまり不良心筋細胞があると、この過程で個々の心筋細胞の長さが不均一になるのである。

筋節の発生する力が短縮により減少するので、個々の心筋細胞の発生する力も短縮により減少する。したがって心筋細胞の発生する力の不均等とこれによって起こる心筋細胞の長さの不均一は図9－2(D)の並列につながった電池の電圧の不均一と同じように心室全体の血液を拍出するポンプ力を低下させる。また電圧の下がった電池が他の電池から電流を吸い取るように、正常な心筋細胞のATPのエネルギー消費にもむだを生ずる。

この状態は正常細胞に対して、すでに説明した動脈における血流抵抗の増大と同じような効果、つまり低下したポンプ力を回復するためにより大きな力を出させるシグナルとして働き、カスケード反応によって心筋エンジン部品製造工場の活動の増大と心筋の発達、すなわち心臓の肥大が起こるのである。つまり動脈の血流に対する抵抗の増大なしに心臓が肥大するのは、正常な心筋細胞に負担をかける不良心筋細胞によるものである。

9－4 不良心筋細胞は心室細動の原因となる

心室の心筋細胞が血液を拍出するため短縮する際に、不良心筋細胞は正常な心筋細胞とともに短縮せず、伸ばされた長い状態のままである。これは不良ミオシンとアクチンフィラメント間の滑り速度が著しく低下しているためである。このため心室が収縮するときに心筋細胞の網目構造がいびつになる。これも心臓のポンプ作用を低下させる。

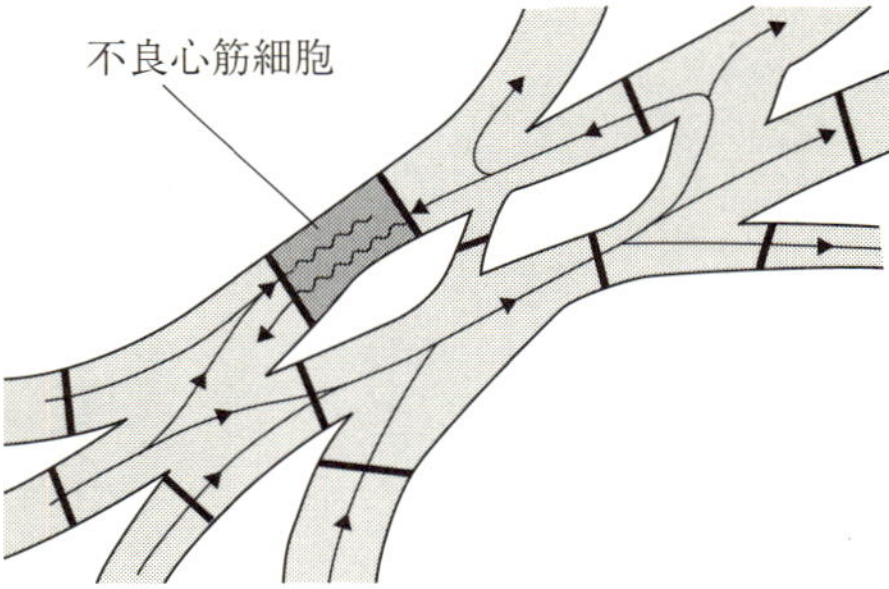

図9－4　不良心筋細胞への活動電位の再侵入。→は正常な活動電位の伝導を、〰→は伝導速度が遅くなることを示す

また局部的に不良心筋細胞が引き伸ばされたままであると、心筋細胞の網目構造における活動電位の伝わり方も異常となり、活動電位が逆まわりして不良心筋細胞に再侵入し、局所でぐるぐると同じところを回り続けることがある（図9－4）。つまり不良心筋細胞での活動電位の伝わる速度が極端に遅くなると、周囲にある正常な細胞の活動電位が先まわりして、逆向きに不良心筋細胞に伝わってくるのである。これは心室が小刻みに震える危険な心室細動の原因となる。

このように心筋細胞が不良ミオシンを多く含むことにより不良心筋細胞となれば、心臓全体のはたらきの異常を引き起こし突然の心臓停止につながるのである。

9-5 突然死はどうしたら予防できるか

米国の研究によって明らかとなった「家族性肥大型心筋症」はDNAのミオシンの設計図の乱れの結果製造される不良ミオシンが原因である。健康な人からリンパ球を採取してそのDNAのミオシンの設計図が狂っているか否かを調べるのは大変な仕事で、現実的には行いにくい。しかしこの疾患は血管系の障害なしに心臓が肥大するのが特徴なので、超音波エコーによって容易にチェックすることができる。

また、この疾患では不良ミオシンが正常ミオシンに余分な負担をかけ、最終的に心室細動を引き起こすと考えられる。心室細動により心臓から血液が拍出されなくなれば、心臓全体が急速に酸素不足となり、ペースメーカーの活動や活動電位の伝わりも消失し、心臓は短時間のうちに停止する。このような危険な状態が近づけば、前もって心電図の異常が起こるであろうし、何よりもこのような状態では中程度の運動によっても疲れやすくなり不快な自覚症状を感じるはずである。

以上のことを考えると、この疾患の予防には心電図検査（運動中の心電図記録や、一日の全生活期間の心電図の連続記録などが望ましい）と心臓の超音波エコー検査を定期的に行うこと、体調がよくないと感じたら無理に運動を続けないことが重要である。

第10章

健康増進のための運動

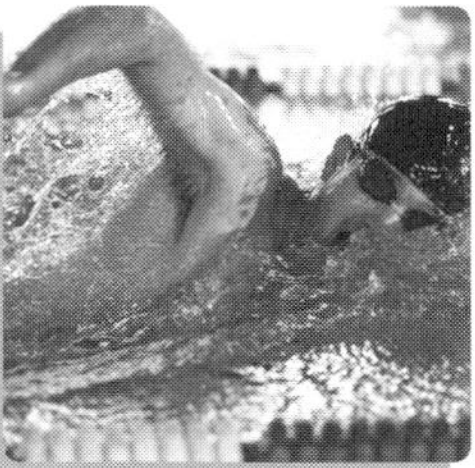

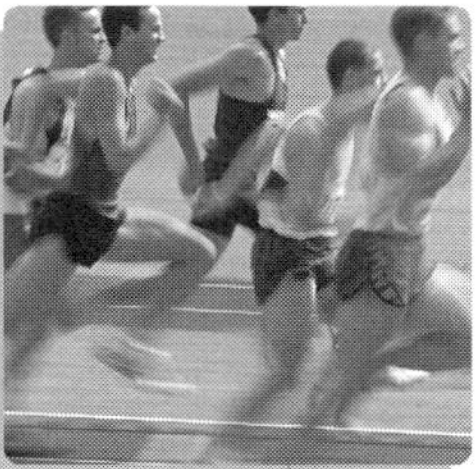

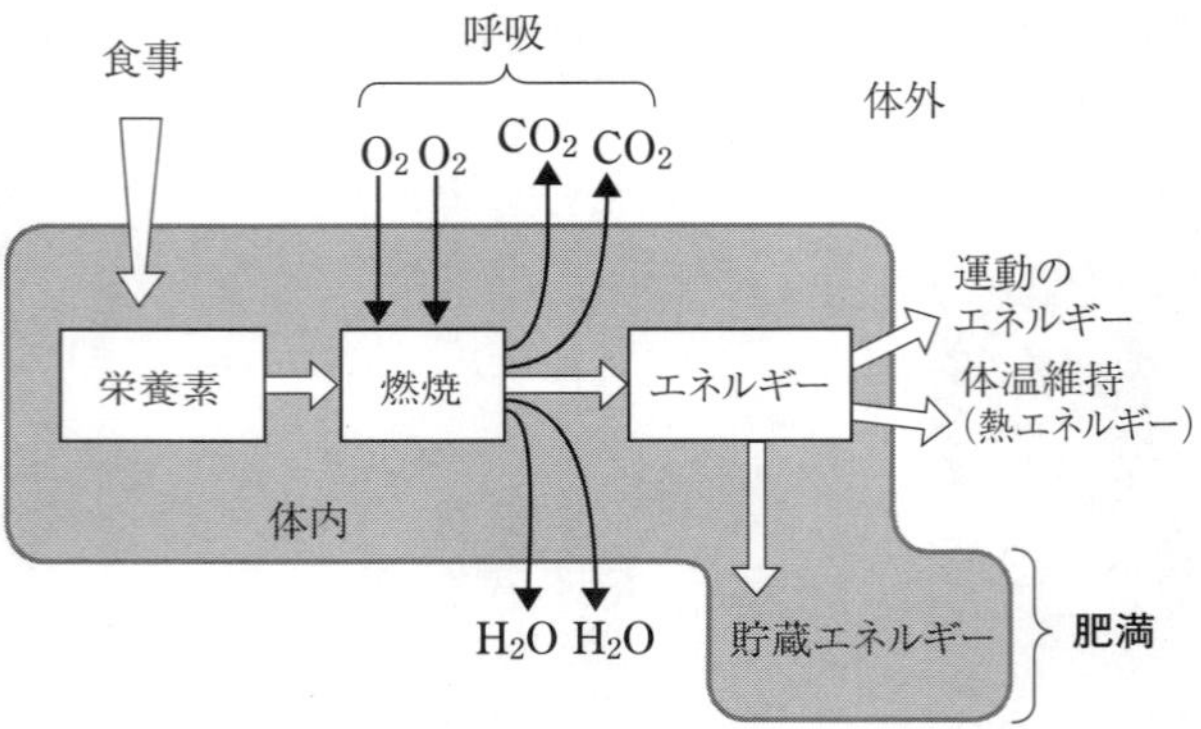

図10－1　食事で取り入れる栄養素のエネルギーと、身体の消費エネルギーとのバランス

10－1　運動は生活習慣病を予防する

自然科学の研究によって得られる知識はそれ自体人類の貴重な知的財産であるが、さらにその知的財産をわれわれの文化と生活のために利用するのも人類の歴史的な営みである。本書のしめくくりとして、本章ではこれまで説明してきた筋肉についての知識をもとにして、われわれの健康の維持と増進のための方法について考えることにしよう。

生活習慣病と呼ばれる一群の病気は、美食による栄養の取り過ぎと運動不足の二つの原因によって起こる。食事によって身体に取り入れられた栄養素は酸素により体内でゆっくり燃焼してエネルギーをつくり出し、このエネルギーは身体の運動、体温の維持など、生命の維持に消費される。この摂取エネルギーが消費

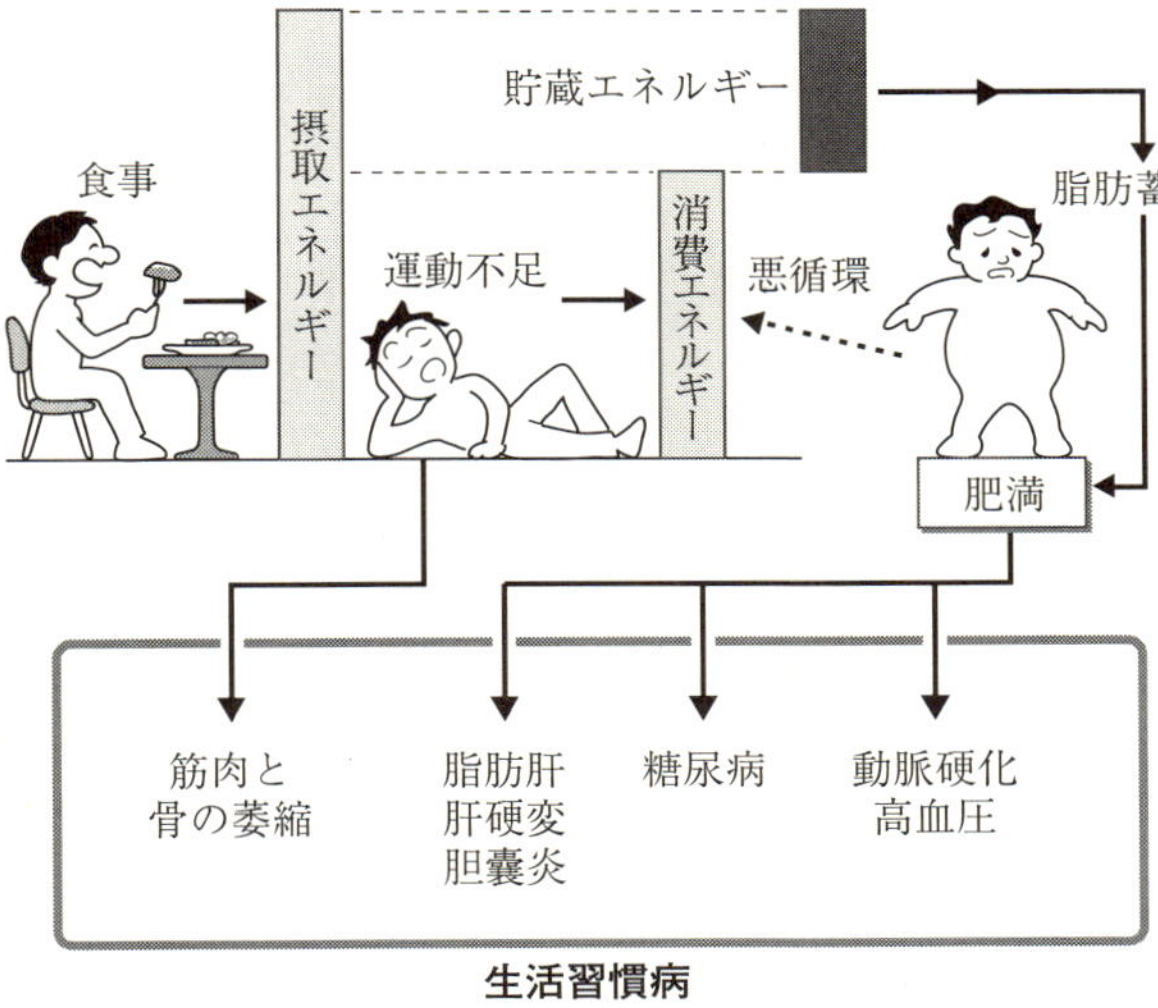

図10－2　肥満によって起こる生活習慣病

エネルギーより多いと余分のエネルギーは徐々に身体に貯えられ肥満の原因となる（図10－1）。

規則的な毎日の運動は身体の消費エネルギーを増やし肥満を防ぐ効果がある。しかしどのような運動をすればこの目的が達成されるかは個人によって異なる。

生活習慣病はすべて体内に脂肪がたまる肥満によって起こる。主なものを列記すると①動脈硬化および高血圧、②糖尿病、③脂肪肝、肝硬変および胆嚢炎、④筋肉と骨の萎縮（骨粗鬆症）である。このうち①は脂肪からできるコレステロールが血管壁に付着して血管の内腔を狭めるので血流に対する抵抗が増大し、第8章で説明したように心臓の肥大を起こす。②は糖質の取り過ぎ、③は脂肪の取り過ぎにより起こる。④が運動不足により起こることは第5章で説明した（前ページ図10－2）。

そもそも生活習慣病という名称はわれわれが運動不足であるという前提からつけられたものである。したがってこれらの予防には①適当な運動、②適当な栄養摂取を行い、①と②のバランスがとれていることが必要である。さらに③適当な休養を加えて健康を維持する三本の柱とされている。ここで「休養」とは十分な睡眠や身体の休息をとるばかりでなく、趣味やスポーツなどのレクリエーションにより精神的ストレスを解消し、生きがいと喜びを感ずる「精神面の休養」も含まれる。よく、月一回のゴルフなど運動のうちに入らないので無意味だなどと言われるが、これはゴルフの精神面の休養効果を無視した言い方であろう。

10－2　体力を増大させる有酸素運動

筋肉エンジンの燃料であるＡＴＰの製造のメカニズムを図10－3にまとめてみよう。われわれが食物として取り入れた糖質（グリコーゲン、でんぷんなど）、脂肪およびタンパク質は筋細胞内のミトコンドリアの中のクレブスサイクルという反応経路により燃焼して炭酸ガスと水になる。このときミトコンドリアのH^+水車が回転してＡＴＰをつくり出す。この図に見られるよう

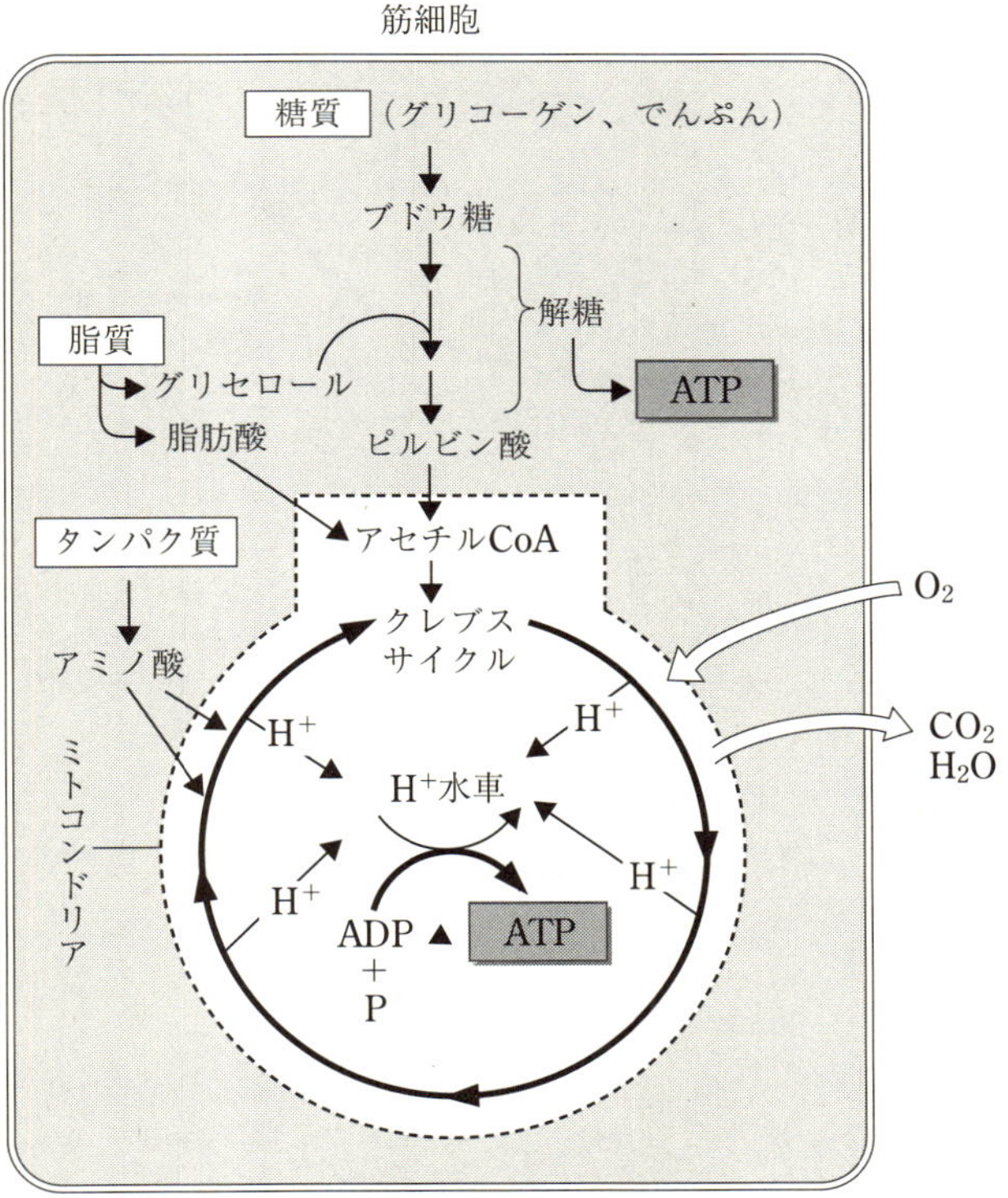

図10－3　筋細胞中での三大栄養素の燃焼による、ATPの製造

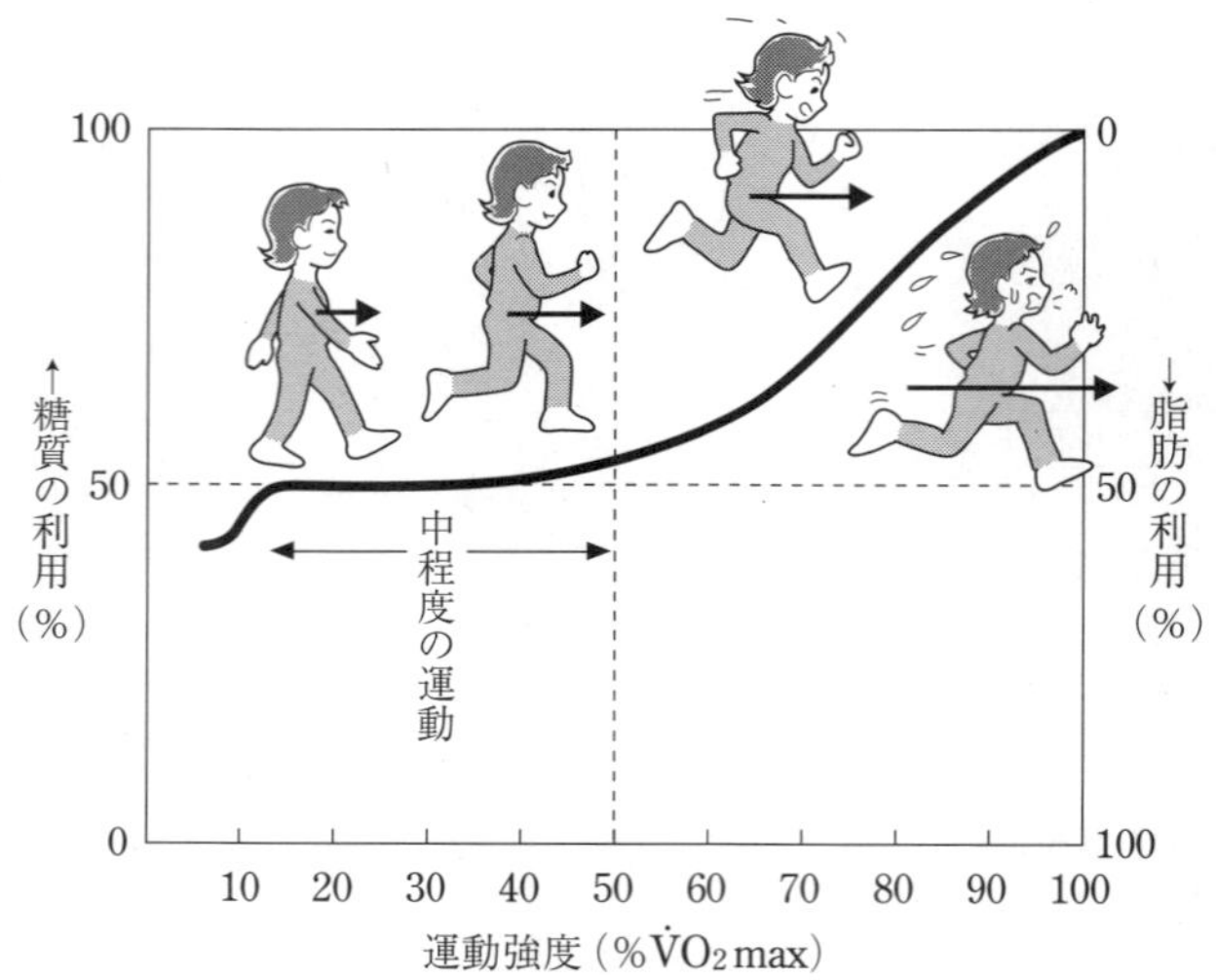

図10－4　ATPを作り出す燃焼に利用される糖質と脂肪の比率と、運動強度

に、H^+水車をまわす主流となるのは糖質の燃焼である。これについては第1章で詳しく説明した。このときに、脂肪はグリセロールと脂肪酸に分解してから、タンパク質はアミノ酸となってこのサイクルに加わる。

このような、酸素による栄養素の燃焼によってできる、ATPをエネルギー源とする運動を有酸素運動という。

われわれの健康の維持と増進のための運動は適度の有酸素運動でなければならない。適度の有酸素運動は肺と心臓による筋肉への安定した酸素供給を必要とするので、このような運動を続けることにより筋肉ばかりでなく心臓と肺の機能も増進する効果がある。つまり結果として

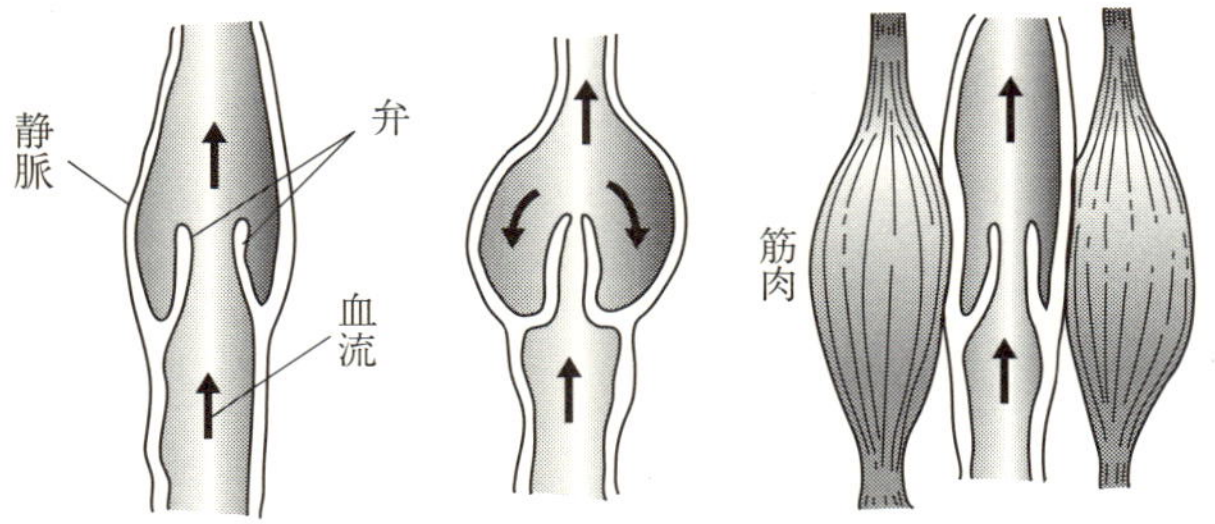

図10－5　（A）下肢の静脈の、心臓（上方）へ向かう血流（B）血液の逆流による、静脈内の血流の停滞　（C）下肢の筋肉の収縮による、血流の停滞の解消

われわれの身体全体の体力を増大させる。

有酸素運動としては歩行や軽いジョギングなど全身の移動をともなうものがよい。身体全体を動かす運動の方が、例えばバーベルやエクスパンダーなど上腕に力を入れる運動よりもカスケード反応開始のシグナルとなる物質がよくできる。身体全体を動かす運動は筋肉の仕事をともなうので、単に筋肉に力を入れるよりもATP消費が多いからである。

また図10－4に示すように、生活習慣病を起こす体内の脂肪は中程度の運動を続けることによってATP製造のエネルギーに糖質と同じ程度使われるようになり、体内の脂肪を減少させるのに効果的である。脂肪がエネルギーとして使われる中程度の運動は「運動を続けていると楽しくなる」程度の比較的軽い運動である。激しい運動ではもっぱら糖質のエネルギーが使われる。なおこの図の横軸の運動強度については後で説明する。

人間は直立歩行するため、下肢の静脈の血液は心臓まで上昇していかねばならず（前ページ図10－5Ⓐ）、ともすれば静脈内に血液がたまりやすい（図10－5Ⓑ）。中年以上の運動不足の人では脚部の静脈が膨らんでいるのがよく見受けられる。運動による下肢の筋肉の収縮は静脈を圧迫し、その中の血液を心臓に向かって絞り出す効果があるので（図10－5Ⓒ）、下肢の筋肉は「第二の心臓」とも呼ばれる。運動する時間が十分に取れない場合は、下脚を手で上方にしぼるように力を加えるだけでも有効である。

10－3　運動による疲労はなぜ起こるか

ふだん運動しないため体力のない人が長いことジョギングなどを続けると、次第に息が荒くなり、運動を「きつい」、「苦しい」と感ずるようになる。それでもなお運動を続けていると、身体が思うように動かなくなり、それでも我慢しているとしまいには倒れてしまうことになる。このように運動を長い間続けているときに起こる疲労は、筋肉に対するATP補給不足が原因である。このしくみを詳しく説明しよう。

有酸素運動時の筋肉へのエネルギー供給ルートは、呼吸による栄養素の燃焼の際、ミトコンドリア水車（H^+水車）によるＡＴＰの製造である（163ページ図10－3）。

体力のない人が激しい運動を続けていると、呼吸による酸素の取り入れや、心臓のポンプ作用による、酸素を含んだ血液の筋肉への供給が円滑に続かなくなる。このためミトコンドリア水車によるＡＴＰ製造が筋肉エンジンのＡＴＰ消費に追いつかなくなる。またクレアチンリン酸プールは短時間の運動にしか役立たない。この結果筋肉エンジンはその作動を有酸素運動から無酸素運動に切り換え、酸素なしにＡＴＰを製造し続けなければならなくなる。無酸素運動中の筋肉は、筋細胞内に顆粒として貯蔵されているグリコーゲンをブドウ糖に分解し、さらにブドウ糖をピルビン酸に変化させる反応により酸素による燃焼なしにＡＴＰを製造する。この反応を解糖という。図10－3に示したように解糖はもともとミトコンドリア水車を回すクレブスサイクルに先行して起こる過程であるが、酸素供給が不足すると筋細胞中のグリコーゲンが総動員されて解糖反応がさかんに起こるのである。

次ページ図10－6は解糖によるＡＴＰ製造のしくみである。解糖はブドウ糖一分子あたり二分子のＡＴＰをつくるのみで、クレブスサイクルに比べるとはるかに効率が悪い。また正常時には、解糖によってできるピルビン酸はクレブスサイクルに取り込まれてミトコンドリア水車を回転させる反応に組み込まれてゆくのであるが、解糖反応がさかんになるとクレブスサイクルに取り込める量を超えるピルビン酸が発生し、余分なピルビン酸は乳酸に変化して筋肉中にたまってゆく。

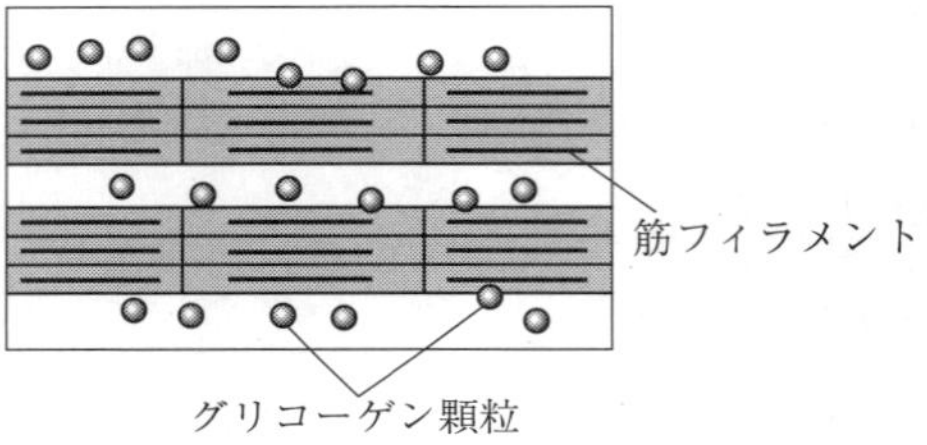

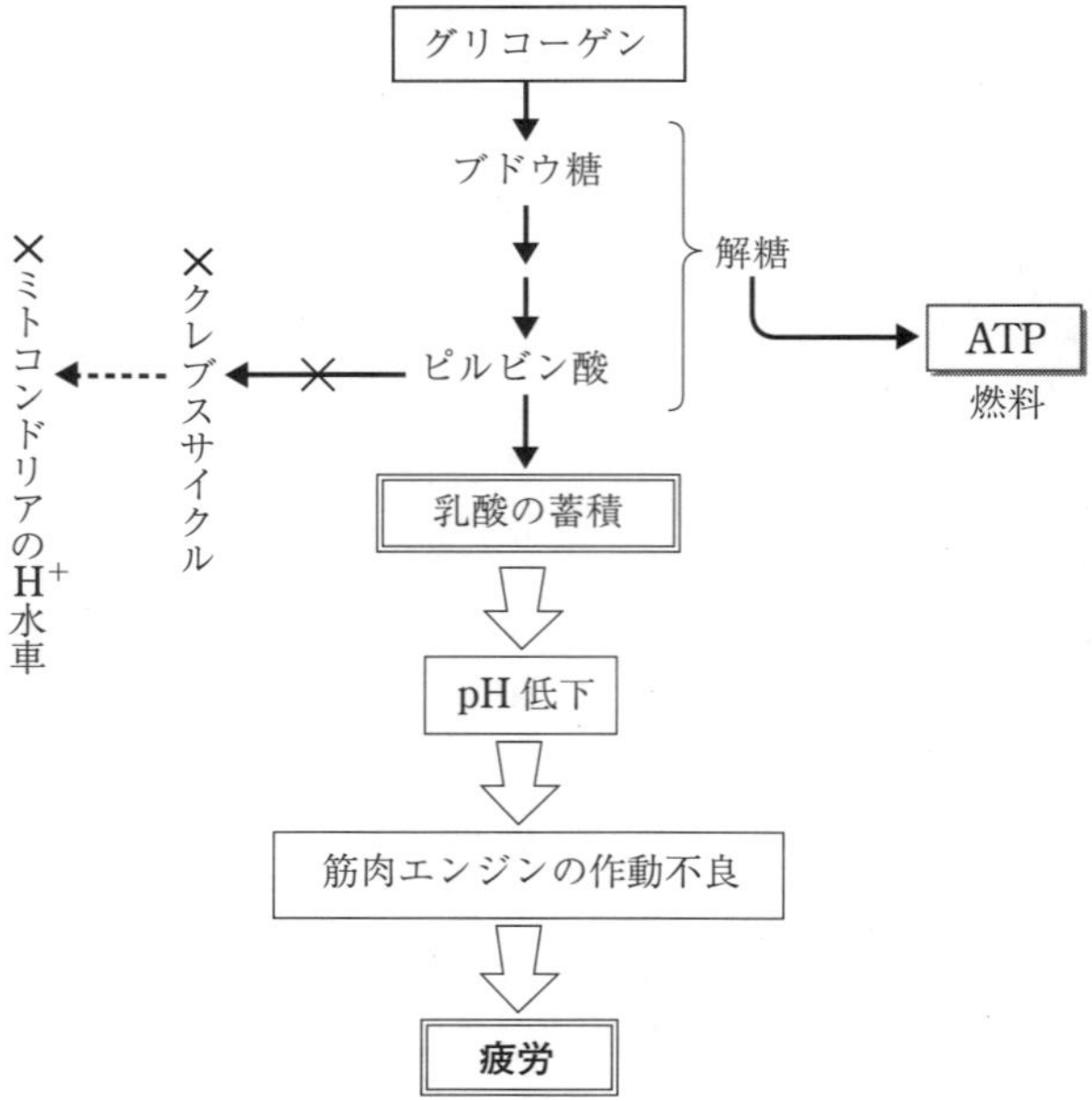

図10－6　解糖による乳酸の蓄積が疲労を起こすしくみ
（163ページ図10－3参照）

つまり筋肉にとって乳酸は燃料の不完全燃焼物で、この蓄積は筋細胞内のpHを低下させ、筋肉エンジンの円滑な作動を阻害する。このため疲労すると身体が動かなくなってくるのである。無理な登山などでこのような経験をした人は多いであろう。

まさに疲労が極限に達し、ばててしまう前には呼吸がせわしくなる。これは筋細胞中の乳酸が血液中に出て血中濃度が高くなると自律神経のはたらきで呼吸頻度が著しく増大するにもかかわらず、肺からの酸素摂取量はあまり増えないためである。つまり疲労により呼吸がせわしくなるのは、身体の最後のあがきなのであり、疲労して呼吸が速くなったら運動をやめて休息しなければならない。休息すれば呼吸で取り入れた酸素により乳酸は徐々に除去される。

なお、乳酸と疲労に関する以上の説明は骨格筋について述べたものである。しかし激しい運動中、心筋にも骨格筋と同様な乳酸の蓄積が起こることは確実であろう。疲労により乳酸が蓄積し機能的に「不良品」となった心筋細胞が、容易に心臓停止の原因となりうることは第9章の説明から明らかであり、苦しいのに無理に運動を続けることは著しく危険である。

短時間の激しい運動、例えば短距離の全力疾走などではこれとは別なタイプの疲労が起こる。このような場合、運動があまりに激しいので呼吸で取り入れる酸素によるATP製造は筋肉のATP要求量にはるかに不足している。したがって筋肉は第1章で説明したクレアチンリン酸プールや解糖によるATPをフルに動員するばかりでなく、筋肉中に貯えられている酸素をも動員してミトコンドリア水車によるATP製造を行う（図10－7Ⓐ）。この予備の酸素は筋肉中のミオグロビンという、ヘモグロビンに似た物質に結合している。このように、予備的なしくみによりATPを製造し、筋肉エンジンの激しいATP消費をまかなうことは、ちょうど銀行から借金をして急場をしのぐのに似ており、これを酸素負債という。短距離を全力疾走した後の運動選手が休憩中「肩で息をする」のは、運動終了後懸命に酸素を吸い込んでミトコンドリア水車によりATPを製造し負債を返済しているのである（図10－7Ⓑ）。

以上の二つのタイプの疲労に共通する現象は、疲労により血液中の乳酸濃度が増え、自律神経のはたらきによって呼吸頻度が著しく増大することである。呼吸頻度は心臓の拍動と連動しているので、もちろん心拍頻度も著しく増大する。第9章で説明したように、不良ミオシンアイソフォームや不良心筋細胞を持つ「潜在的」心筋障害をかかえる人々にとって心臓の激しい活動が極度に危険であることは言うまでもない。事実ジョギングや体育の時間の短、中距離走などでの急死事故は頻繁に起こっている。

呼吸頻度と心拍頻度を増大させる元凶は乳酸である。運動不足の人が急に、乳酸が筋肉内にたまるような運動をすることは避けねばならない。運動中、乳酸が筋肉にたまり始める時点、つまり身体が有酸素運動を無酸素運動に切り換えねばならない時点は、何よりも身体が苦しいという自覚症状として現れる。しかしこのような自覚症状に対して敏感でない人は腕時計のように手首

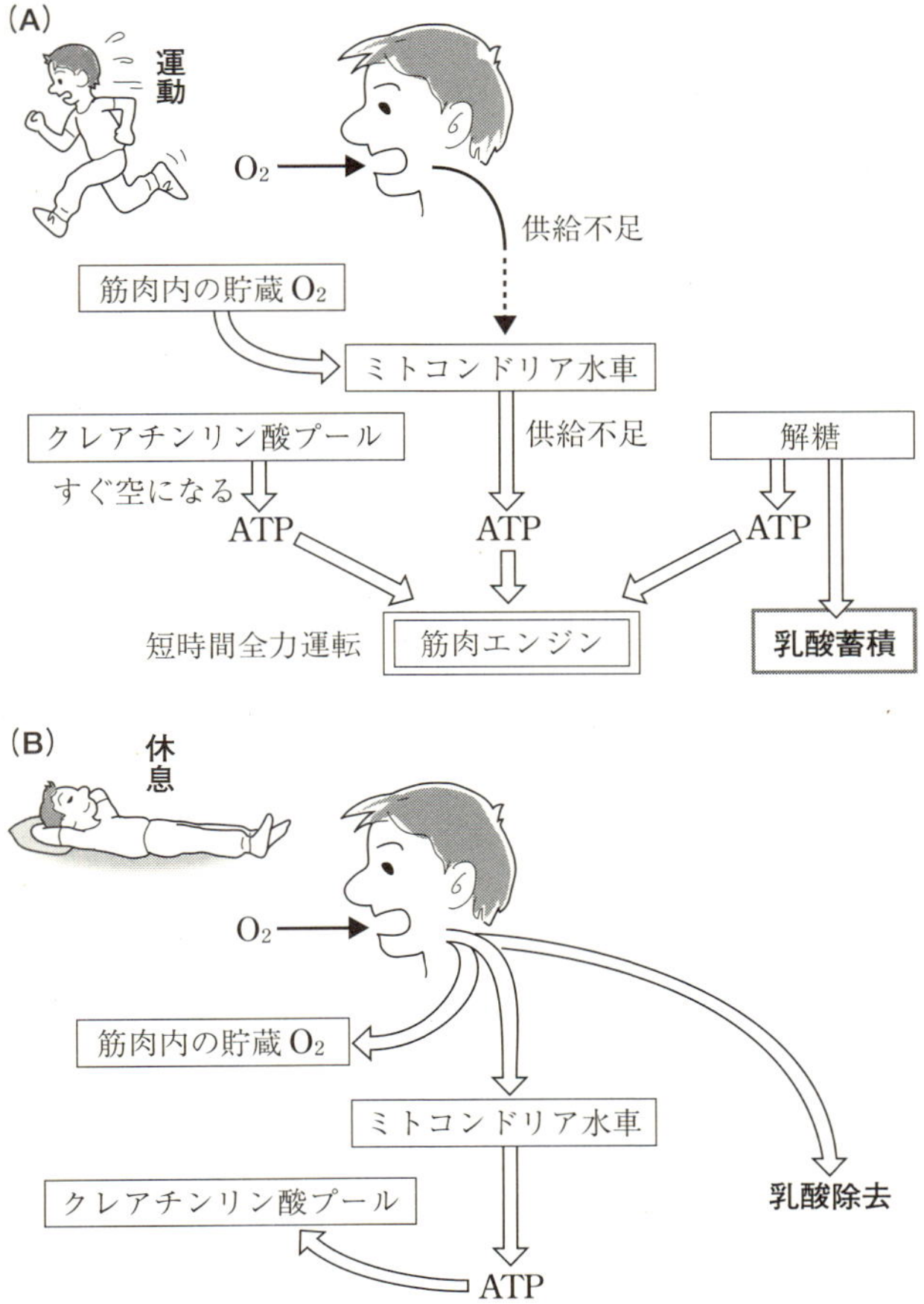

図10－7　(A) 短時間の激しい運動中の酸素負債　(B) 休息による酸素負債の返済

に装着する心拍計（安い腕時計くらいの値段で手に入る）（図10－8）で運動中に時々心拍数をチェックするのがよい。この心拍計は一〇秒ごとに、その期間の平均心拍数（回／分）をデジタル表示する。個人によっても異なるが、心拍数が毎分二〇〇回に近づいてきたら要注意である。

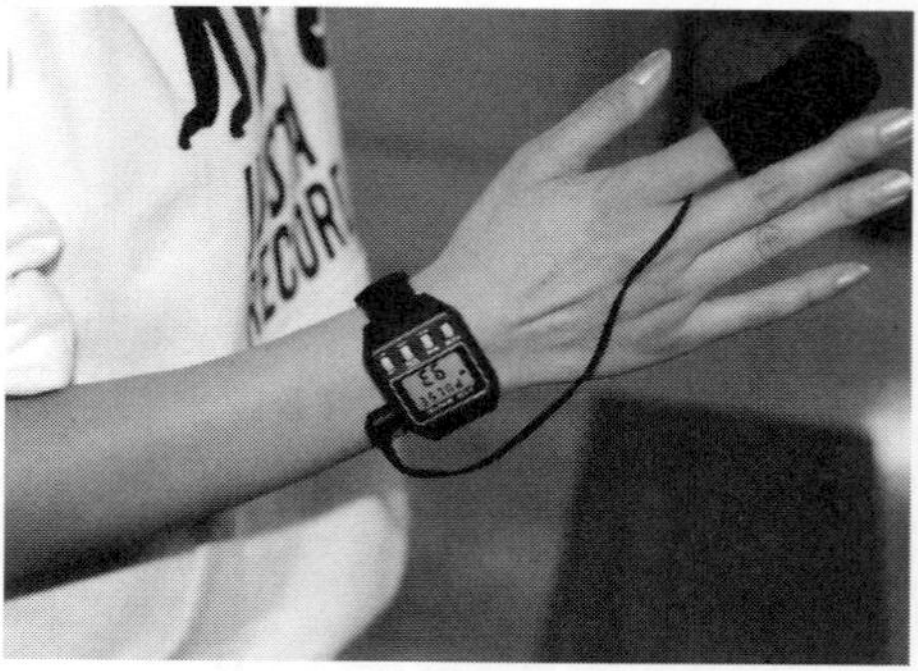

図10－8　腕時計式心拍計

10－4　肉離れはなぜ起こるか

重量挙げなどの選手が特定の筋肉の力を増大させるために行うトレーニングでは、重い物体（バーベルなど）を上下させる運動がよく用いられる。このようなトレーニングをレジスタンストレーニングという。ふだん運動していない人がレジスタンストレーニングで筋力をつけようとして、急に持ち上げたことのないような重さの物体を持ち上げたり、あるいは急に全力疾走したりすると、手足の筋肉に肉離れが起こることがあるので注意が必要である。これは筋肉が急激に大きな力を出すことによって筋肉自身あるいは筋肉と骨とを結びつけている腱が断裂するためである。野球選手のようにふだんトレーニングで鍛えている人でも、しばしばアキレス腱の断裂を起こす。

肉離れはいったん起こると治るのに長期間を要するので、極力気をつけねばならない。これまで説明したように筋肉は実によくできたエンジンであるが、自分自身の出す力にいつでも十分耐えるように筋肉自身や腱がつくられていないのである。これが筋肉の唯一の弱点といってよいのではないだろうか。

一般の人々にとって肉離れのうち最も深刻なのは「ぎっくり腰」であろう。図10－9(A)のように中腰で重い物体を持ち上げようとした時に、腰の筋肉に過大な力が加わるために起こる。特にふだん運動せず筋肉の力の弱い人に起こりやすい。

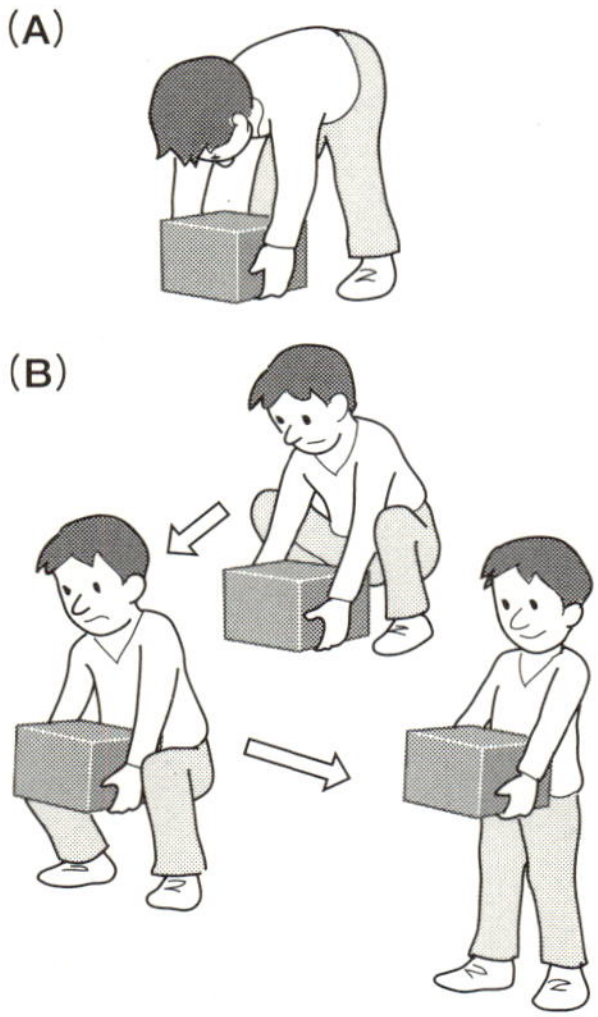

図10－9　(A) 上体だけを傾けて重いものを持ち上げようとすると、ぎっくり腰を起こしやすい　(B) 脚を広げてしゃがんでから持ち上げるようにするとよい

これを防ぐには、図10－9(B)のように脚の間隔を肩幅よりも広く開けてしゃがみ、徐々に力を加えて物体を持ち上げればよい。ワイヤーやひもは急激に力を加えると切れやすいが、筋肉や腱も同様なのである。

実は筋肉には筋紡錘のほかに、腱器官という、筋肉にかかる荷重を感じる感覚器官が腱の部分にあり、荷重が過大なとき筋に力を出させないようにする回路が脊髄に存在する。しかしこのしくみは安全装置として必ずしも十分ではないようである。

10-5 運動後、筋肉痛になるのはなぜか

急に激しい運動をすると次の日に筋肉痛になるのはなぜであろうか。これは運動により筋肉や関節などにミクロな損傷ができるためである。これらの損傷部位では体内に侵入した微生物の感染に対する防御反応のため損傷部位の血管が拡張し、白血球が微生物を殺すため血管外に出てくる。この反応を一般に炎症という。また炎症の際生成される種々の物質をまとめてサイトカインという。サイトカインにはブラジキニン、プロスタグランジン、ヒスタミンなどがある。炎症が回復すると筋肉は以前よりも運動による損傷を起こしにくくなる。

以上の反応は一定の順序で徐々に進行し、運動後時間が経ってから筋肉の痛みを起こす。この時、痛みを感じるのは全身の動脈の外側をとりまいている感覚神経である。感覚神経はサイトカインに反応したり、血管の拡張により引き伸ばされることによって活動電位を発生し、痛みの感覚を引き起こす。

このような筋肉のミクロな損傷からの回復には損傷の程度により数日から一ヵ月を要する。したがって急激な運動後の身体の痛みの消失にも同じ日数を要する。なお、痛みのある部位をマッサージすると、その部位の血管が拡張するので痛みの原因となる物質の血流による除去が促進される。

なお、軽い運動で筋肉痛が長く続くようなら運動不足であるから、生活にもっと運動を取り入れることが望ましい。同じ運動を頻繁にやっていれば、筋肉の強度もこれに適応し、運動後の痛みは起こらなくなる。

中高年の人によく見られる五十肩は肩の関節に起こる炎症で、これも運動不足が原因である。運動不足の人は中高年になると関節の組織が若年時に比べて萎縮し伸縮性に乏しくなる。このような状態で肩の関節に何かのきっかけで炎症が起こると、関節組織と肩の骨が癒着し、激しい痛みのため肩を動かせなくなってしまうのである。しかしこの症状は一～二年経てば自然に回復する。

また運動せず事務所や自宅で仕事をしている人によく起こる肩こりは、首が前に傾斜した前かがみの姿勢を長時間とることが主な原因である。この結果肩のまわりの筋肉が長時間力を発生し続けねばならず筋肉の疲労が起こる。また筋肉の血行が阻害され静脈中に血液がたまる「うっ血」が起こり、血液からしみ出てくる水分が原因となって筋肉の周囲の組織が変化してかたくなる。

五十肩のように肩関節の炎症をともなうこともある。予防するには背筋を伸ばし、前かがみの姿勢をとらないことが大切である。

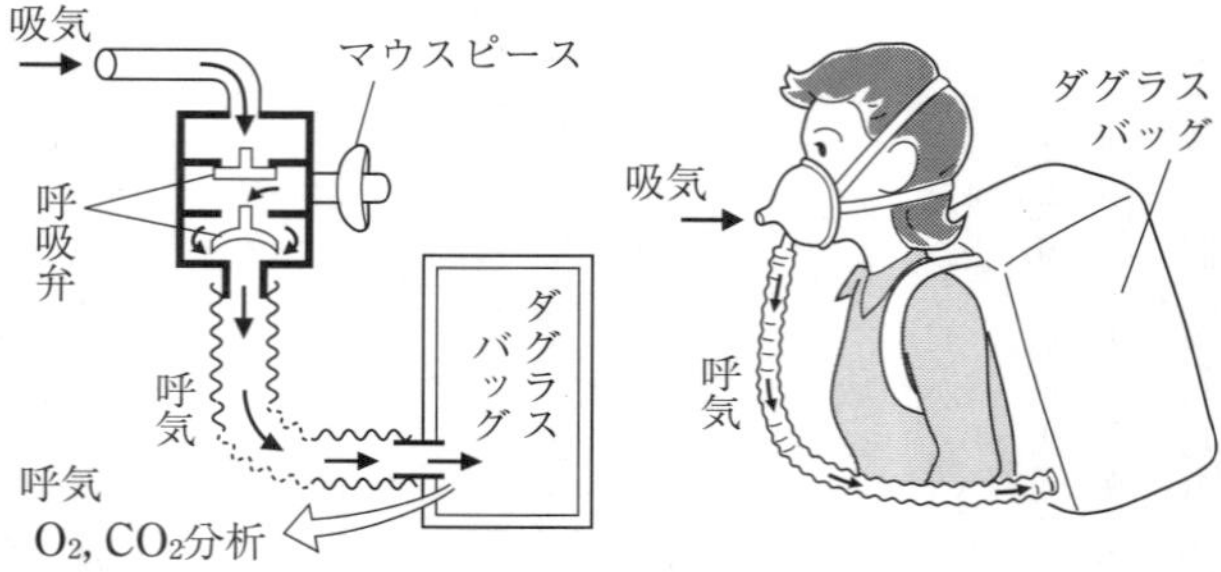

図10－10　ダグラスバッグによる、呼気・吸気の測定・分析

10-6 トレーニングによる体力の増大をチェックする方法

第5章で詳しく説明したように、毎日規則的にトレーニングを続けていれば筋細胞内のカスケード反応により筋肉エンジン部品製造工場の活動がさかんになり筋肉が発達する。有酸素運動では同時に心肺機能も増大するため、心筋や呼吸筋も発達することになる。つまり身体にとってよいことずくめで、この結果より激しい運動をより長時間疲労することなく続けられるようになる。この能力を身体持久力あるいは体力という。

身体持久力には著しい個人差があるが、最大酸素摂取量という数量で表すことによって同性、同年齢の人の標準値と容易に比較することができる。この値は図10－10のような、被験者の吸気と呼気の酸素と二酸化炭素を分析する装置（ダグラスバッグ）で求められる。しかしそのような高価な装置を使用しなくても、大まかな数値は容易に測定できるので、以下にその方法を説明しよう。

次ページ図10-11(A)に示すように、まず高さ約四〇cmの踏み台（倒れないようにしっかりした椅子などを用いる）と、ピアノ演奏時などに使用するメトロノームを用意する。メトロノーム音に合わせて毎分一〇回、二〇回、三〇回の踏み台昇降運動をそれぞれ五分間行い、各運動終了直後の心拍数（回/分）を脈拍から測定し、この値に一〇を加える（脈拍測定時間中に心拍数の回復が起こるため）。この五分間という時間を短くしてはいけない。図10-11(B)に示すように、ある一定の強さの運動を開始すると心拍数は時間とともに増加し、約五分間で一定の値に達するからである。このように、ある強さの運動（運動強度という）に応じた心拍数の値を測ることが最大酸素摂取量を求めるのに必要なのである。以下に、年齢三五歳、体重六〇kgの男性を例にとって最大酸素摂取量の求め方を説明する。まず、毎分一〇回、二〇回、三〇回の踏み台（高さ四〇cm＝〇・四m）を昇る運動によるエネルギー消費（仕事）率は、

(0.4m×60kg×10)/分＝240kg・m/分
(0.4m×60kg×20)/分＝480kg・m/分
(0.4m×60kg×30)/分＝720kg・m/分

(A)

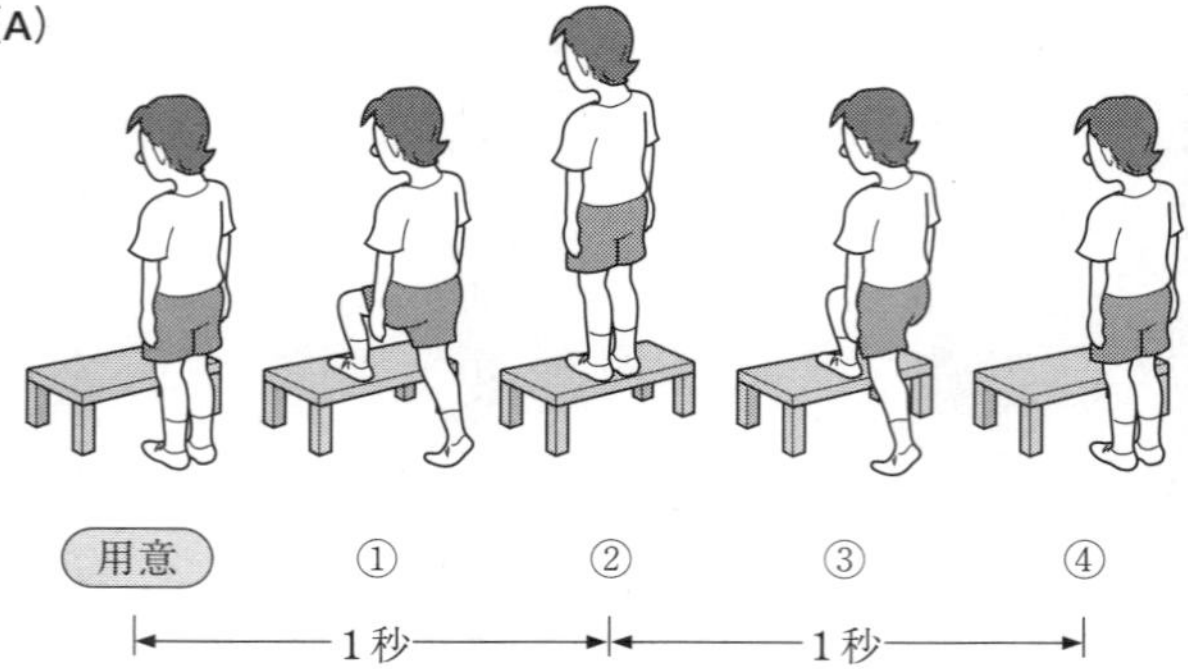

(B)

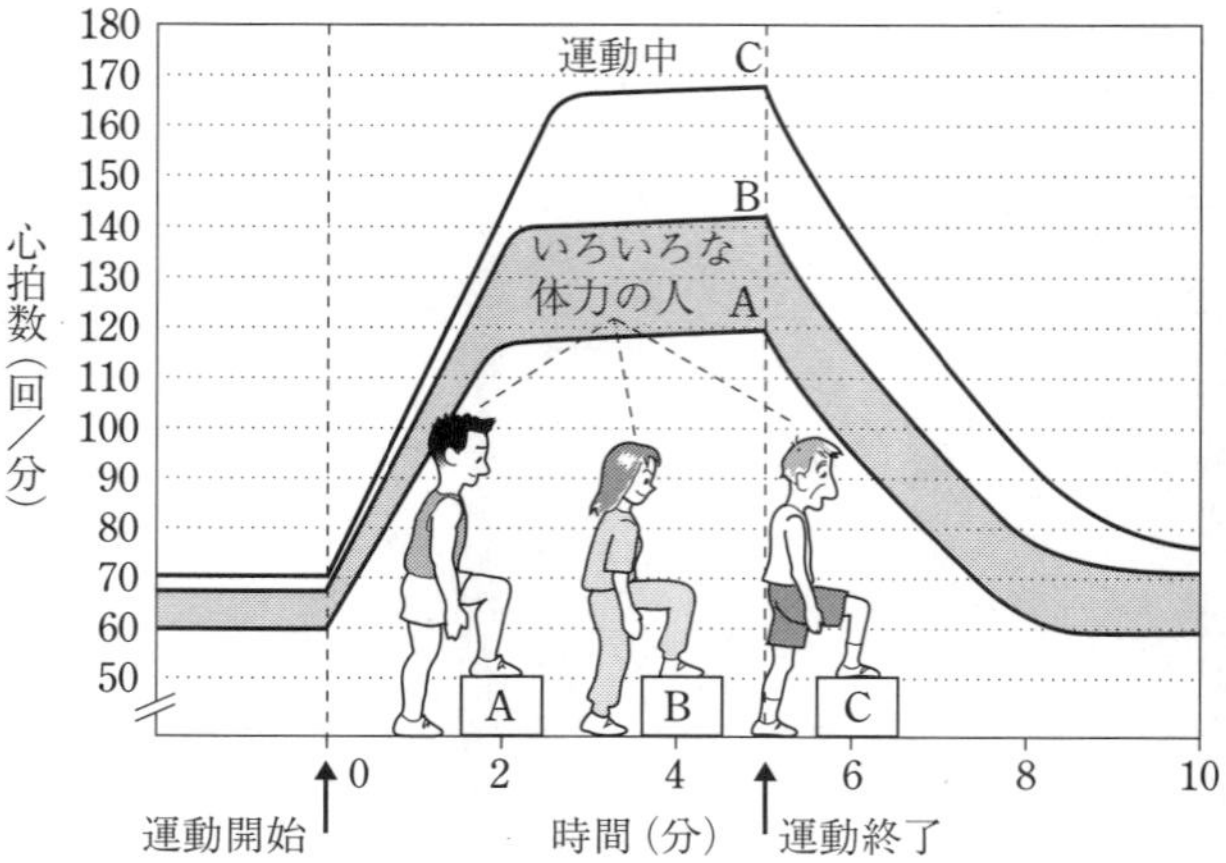

図10－11（A）踏み台昇降運動　（B）踏み台昇降運動中の心拍数の変化。心拍数が一定の値に達するには約5分かかる

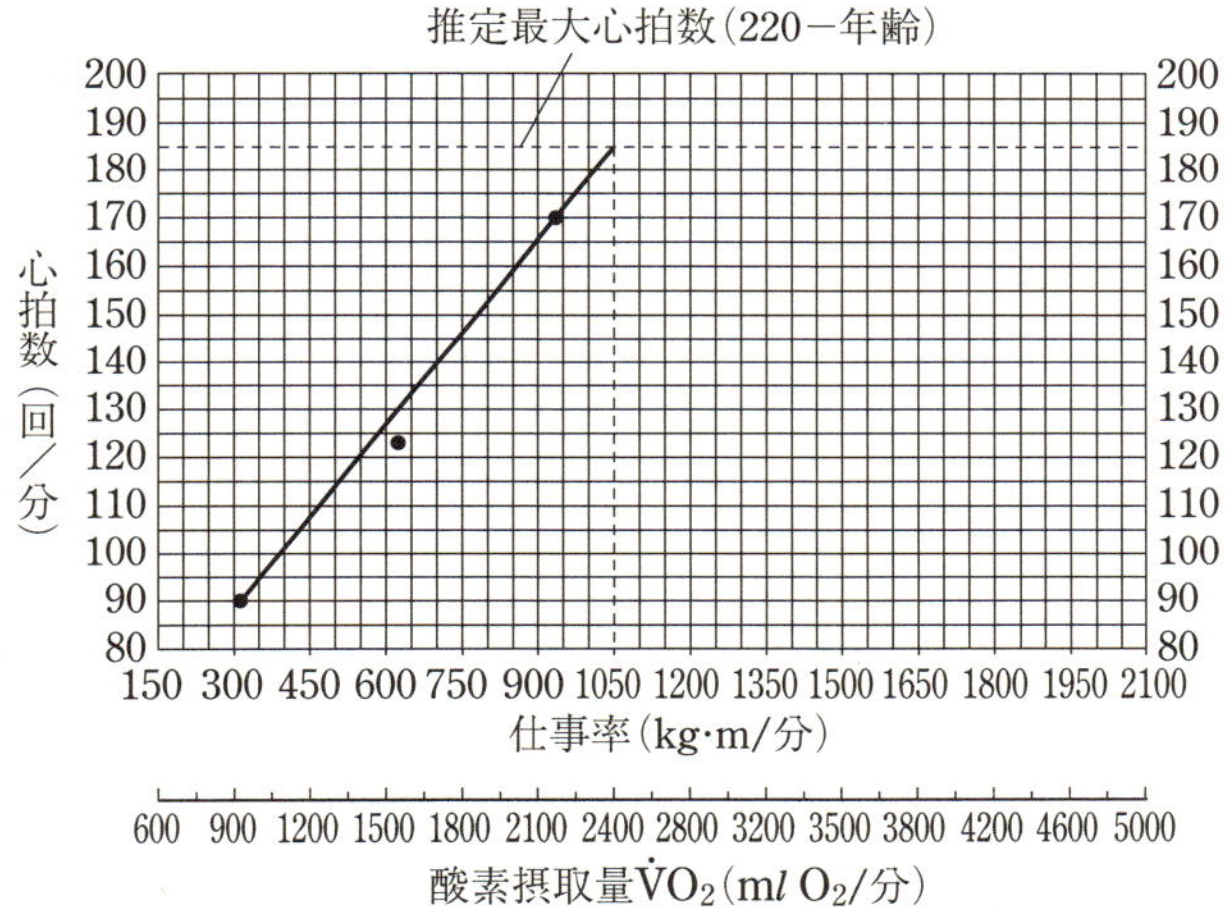

図10－12　3種類の、強さの違う運動中の心拍数から最大酸素摂取量を求めるグラフ。グラフ中の測定点は35歳の男性（推定最大心拍数＝220－35＝185）の実測例

である。これに踏み台を降りるときのエネルギー消費を考えて一・三を掛ける。結局踏み台昇降の際の全エネルギー消費率は、

240×1.3=312 kg・m／分

480×1.3=624 kg・m／分

720×1.3=936 kg・m／分

となる。また、毎分一〇回、二〇回、三〇回の踏み台昇降直後の心拍数はそれぞれ九〇回／分、一二三回／分、一七〇回／分であった。これらの値を図10－12のグラフ（横軸はエネルギー消費率、縦軸は心拍数）にプロットする。三個の測定点を結ぶ直線を上方に伸ばし、縦軸の年齢別の推定最大心拍数［二二〇－（年齢）］のレベル（三五歳では二二〇－三五

	年齢(歳)	低　い	やや低い	普　通	やや高い	高　い
男	20～29	～35.1	35.2～43.6	43.7～52.1	52.2～60.6	60.7
	30～39	～33.0	33.1～41.5	41.6～50.0	50.1～58.5	58.6
	40～49	～30.9	31.0～39.4	39.5～47.9	48.0～56.3	56.4
	50～59	～28.8	28.9～37.3	37.4～45.7	45.8～54.2	54.3
	60～	～26.7	26.8～35.1	35.2～43.6	43.7～52.1	52.2
女	20～29	～28.8	28.9～35.1	35.2～41.5	41.6～47.9	48.0
	30～39	～24.5	24.6～30.9	31.0～37.3	37.4～43.6	43.7
	40～49	～22.4	22.5～28.8	28.9～35.1	35.2～41.5	41.6
	50～59	～20.3	20.4～26.7	26.8～33.0	33.1～39.4	39.5
	60～	～18.2	18.3～24.5	24.6～30.9	31.0～37.3	37.4

単位：ml O_2/kg/分

［阿久津,1983より］

図10－13　日本人の年齢別、性別の最大酸素摂取量の評価表

＝一八五）との交点を求める。グラフの横軸には各エネルギー消費率に対応する酸素摂取量（ml O_2／分）の目盛りもふられている。したがって実測値から得られた理論的最大心拍数に対応する酸素摂取量をグラフから求め（この場合二四〇〇 ml O_2／分となる）、この値を体重（六〇kg）で割ると最大酸素摂取量（四〇 ml O_2／kg／分）が得られる。図10－13は日本人の年齢別、性別の最大酸素摂取量の五段階評価表で、この表と対照することによって各人の現時点での体力が評価できる。この男性の値は三〇～三九歳の男性として「やや低い」ということになる。

この方法の利点はあまり激しくない運動によっても、かなり正確に最大酸素摂取量が求められることである。例えば毎分三〇回の踏み台昇降がきつければ頻度を毎分二五回に下げればよい。あるいは踏み台の高さを低くして三〇cmにしてもよい。

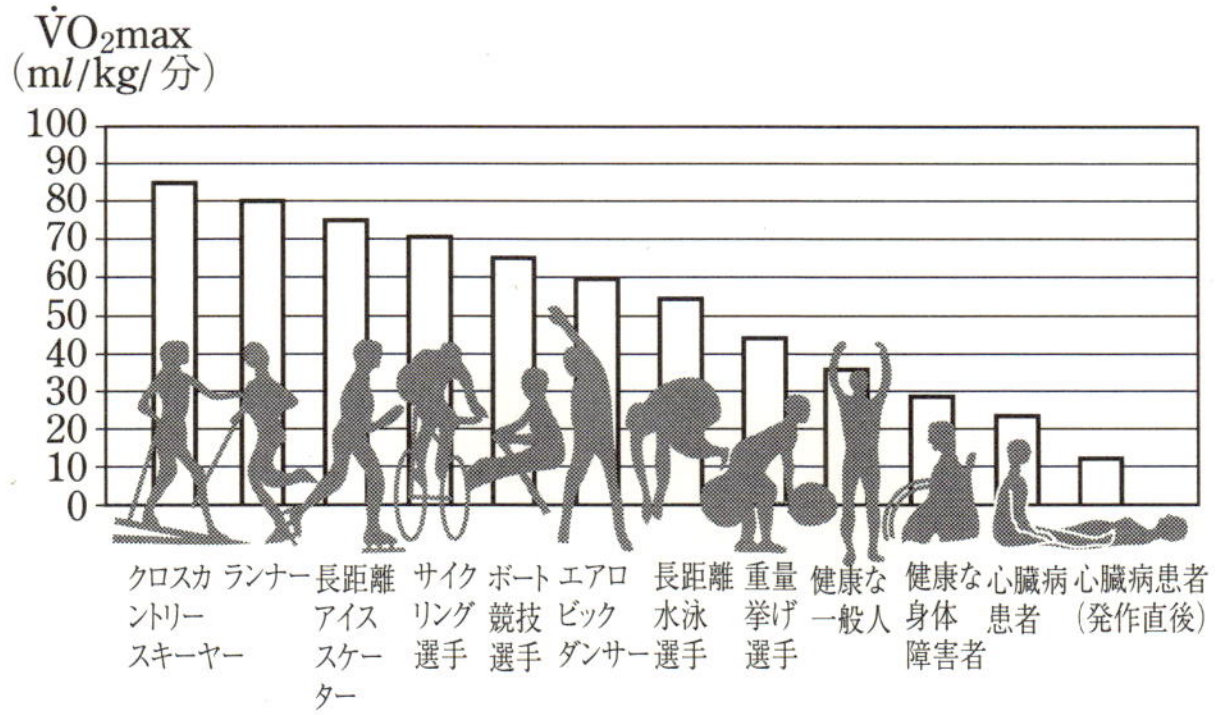

図10－14　最大酸素摂取量の個人差。この値はトレーニングにより、ある程度まで向上する

一般に適当なトレーニングを続けていると最大酸素摂取量は徐々に増大してゆき、身体持久力が増進される。しかしトレーニングによって到達しうる最大酸素摂取量の限界には個人差があり、また健康状態によっても著しく変化する（図10－14）。最大酸素摂取量は各人の体力、特に身体が激しい運動に耐えうる持久力の限界を示す数値であるから、運動の強さをこの値を用いて比較すれば、その運動が各人にとってどのくらいきつい運動であるかがわかる。

164ページ図10－4のグラフの横軸の運動強度は各人の最大酸素摂取量（$\dot{V}O_{2max}$）に対する比率で表されている。このグラフの中程度の運動の強さ五〇％$\dot{V}O_{2max}$は$\dot{V}O_{2max}$値の大きい人と小さい人ではその内容が全く異なるのである。例えば$\dot{V}O_{2max}$値の大きい運動選手にとっての中程度の運動がかなり速い駆け足運動であるとすると、体力のない人にとってはやや速い並足歩行にあたるのである。

身体、特に心肺機能に潜在的な障害のある場合には、トレーニングを続けても効果はあがらず、逆に危険なのでトレーニングによる体力の増進は断念したほうがよい。人生の価値は体力だけで決まるのではないのだから。また一般にトレーニングを開始する前には入念な健康診断を受けることが重要である。

10-7 知的な運動は脳の老化を阻止する

ここでは全体のしめくくりとして、加齢とともに進行する脳の機能の衰えを阻止する方策を筋肉運動の面から考えてみよう。

筆者は古典音楽が大好きで、若いころから国内外の友人とモーツァルト、ベートーベンなどの室内楽の演奏を楽しんできた。楽器の演奏は身体を激しく動かすわけではなく、身体のトレーニングとはみなされないが、第4章で説明したように筋紡錘による筋肉の精密コントロールを必要とするので、脳を含む中枢神経系の活発な活動をともなう。また演奏自体がいかに下手でも、偉大な作曲家の精神に直接触れることになるので精神的な充実度は計り知れない（図10-15）。

激しいトレーニングに耐えて自らの演奏により聴衆を感動させる偉大な演奏家は、器楽奏者で

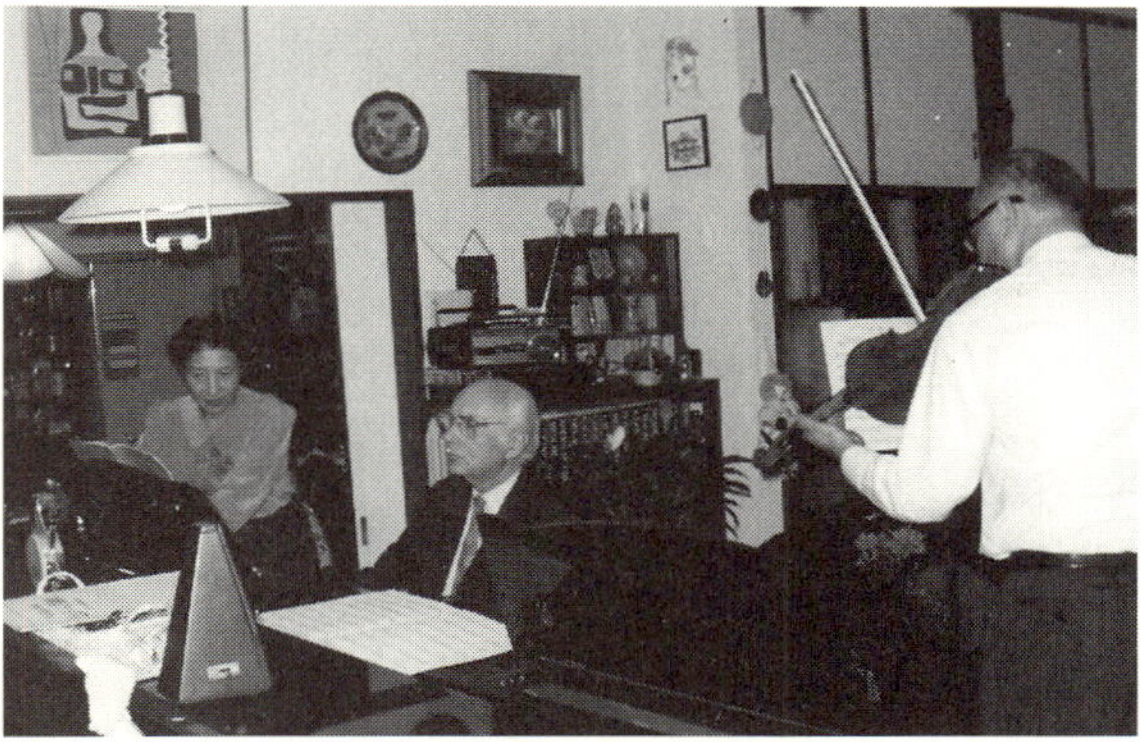

図10－15　楽器の演奏を楽しむ、英国のA・F・ハクスレー博士（1963年度ノーベル賞受賞者）と筆者

も指揮者でもきわめて長寿で、生涯を閉じる直前まで演奏活動を持続する例が多い。この事実は楽器演奏やオーケストラ指揮の精緻な筋肉運動と精神的充実が脳の老化を防止することを示しているといえるであろう。

同様なことが画家、彫刻家、工芸美術家などにもよくあてはまる。これらの人々は芸術活動のため筋肉を駆使するとともに、自らが選択した仕事に誇りと生きがいを感じており、健康と長寿を保つ場合が多い。

大脳皮質運動野で手や指の占める面積は身体の他の部分の占める面積に比べて著しく大きく、多くのニューロンがこれらの運動に動員される。人類特有の芸術活動はいずれも手、指の運動を必要とするので、芸術活動や精緻な手作業が脳の老化を防ぐことはよく理解できる。さらに芸術家や科学者などは創造活動のため、人類のみ高度に発達した大脳各部を激しく活動させているのである。

とはいえ、単純な身体運動の中にも中枢神経系の活性化に役立っているものがある。脳のはたらきについて多くの啓蒙書を書いた東大医学部の脳研究所創設者、時実利彦は筋紡錘の脳を活性化するはたらきを重要視し、次のような考えを述べている。われわれが疲れて眠くなってくると「あくび」をする。「あくび」によって大きく口を開けると、あごの筋肉の筋紡錘が引っ張られて活動電位を中枢神経に送り込む。つまり「あくび」は筋紡錘の活動電位によって脳を活性化し眠気をさます無意識の行動だというのである。

内臓のはたらきにおける筋肉のはたらきとストレスの関係についても考えてみよう。栄養学のテキストには、食事により摂取する栄養素の量から摂取エネルギー量を計算する方法が説明されている。この場合、各人は食品に含まれる栄養素をすべて消化吸収して体内に摂取すると仮定されている。しかし食物の栄養素が完全に摂取されるには、消化管の運動により食物が消化液と十分にかき混ぜられなければならない。消化管は内臓筋という筋肉でできており、その収縮は自由意志ではなく自律神経のはたらきによってコントロールされている。

イヌの腹部に手術で窓を開け消化管の動きを外から観察すると、食事を与えた後の消化管の運動はイヌをいじめる等の精神的ストレスにより著しく弱まる。同様なことがヒトでも起こることは確実である。消化管の運動が不十分では栄養素の消化吸収も十分に行われないが、栄養学のテキスト中の食品のカロリー計算にはこのような精神的要因は考えられていない。

結局、筋肉はこれを使用することが萎縮を防止する最もよい方法であるのと同じように、われわれの身体と脳の老化は筋紡錘の活動をともなう筋肉運動と活発な精神活動と生活の充実感によって最も効果的に阻止しうると考えられる。精神的ストレスの解消についても同様であろう。テレビなどに出演する長寿の人々に共通するのは、「日々是好日」という生活態度である。

おわりに強調したいのは、このような長寿の人々はすべて適度な運動を規則的に続けることによって健康を維持していることである。この点から見て、やはり筋肉運動が「健康長寿」のカギを握っているといえるであろう。

●付録——イオンの濃度差が細胞膜内外の電位差を生ずるしくみ

1．濃淡電池の原理

図①は高校の理科の実験で使われる濃淡電池の模式図である。容器の中央は、⊕イオンを通過させるが側面に⊖電荷が配列しているため⊖イオンを通さない小孔を持つ半透膜で仕切られており、この膜の左側は高濃度の塩化カリウム（KCl）水溶液、右側は低濃度のKCl水溶液で満たされている。まずカリウムイオン（K^+）は半透膜の小孔（細胞膜のK^+チャンネルに相当する）を通って高濃度側から低濃度側へ移動しようとする（図①Ⓐ）。しかし物体に含まれる⊕と⊖の電荷量は等しいという自然界の法則（電気的中性条件という）のため、K^+のみが膜の左側から右側に自由に移動することはできない。したがって電気的中性条件を満たすため塩素イオン（Cl^-）はK^+と共に膜の左側から右側へ移動しようとするが、小孔の側面には⊖電荷が並んでいるため、同符号の電荷同士の反撥力によりCl^-は半透膜の小孔を通過できない。このため半透膜をはさんでその右側にK^+、左側にCl^-が並ぶことになる。このような状態を電気的二重層といい、⊕と⊖の電荷は半透膜の両側で互いに引き合って動けなくなっている（図①Ⓑ）。

ここで半透膜の両側の溶液に金属の電極を入れてこれらを金属の導線でつなぐと、電極の間に電流が流れ始め、電池が成立する。このとき半透膜の右側の電極ではK^+が⊕電荷を電極に渡して金属カリウム（K）となって電極に付着し、これと同時に左側の電極ではCl^-が⊖電極に⊖電荷（つまり電子e^-）を渡して塩素ガス（Cl_2）になって空気中に出てゆく。このようにして半透膜の両側の溶液で電気的中性条件がつねに保たれたままK^+による電流が左側の水溶液（高濃度K^+）から右側の水溶液（低濃度K^+）に流れ、一方水溶

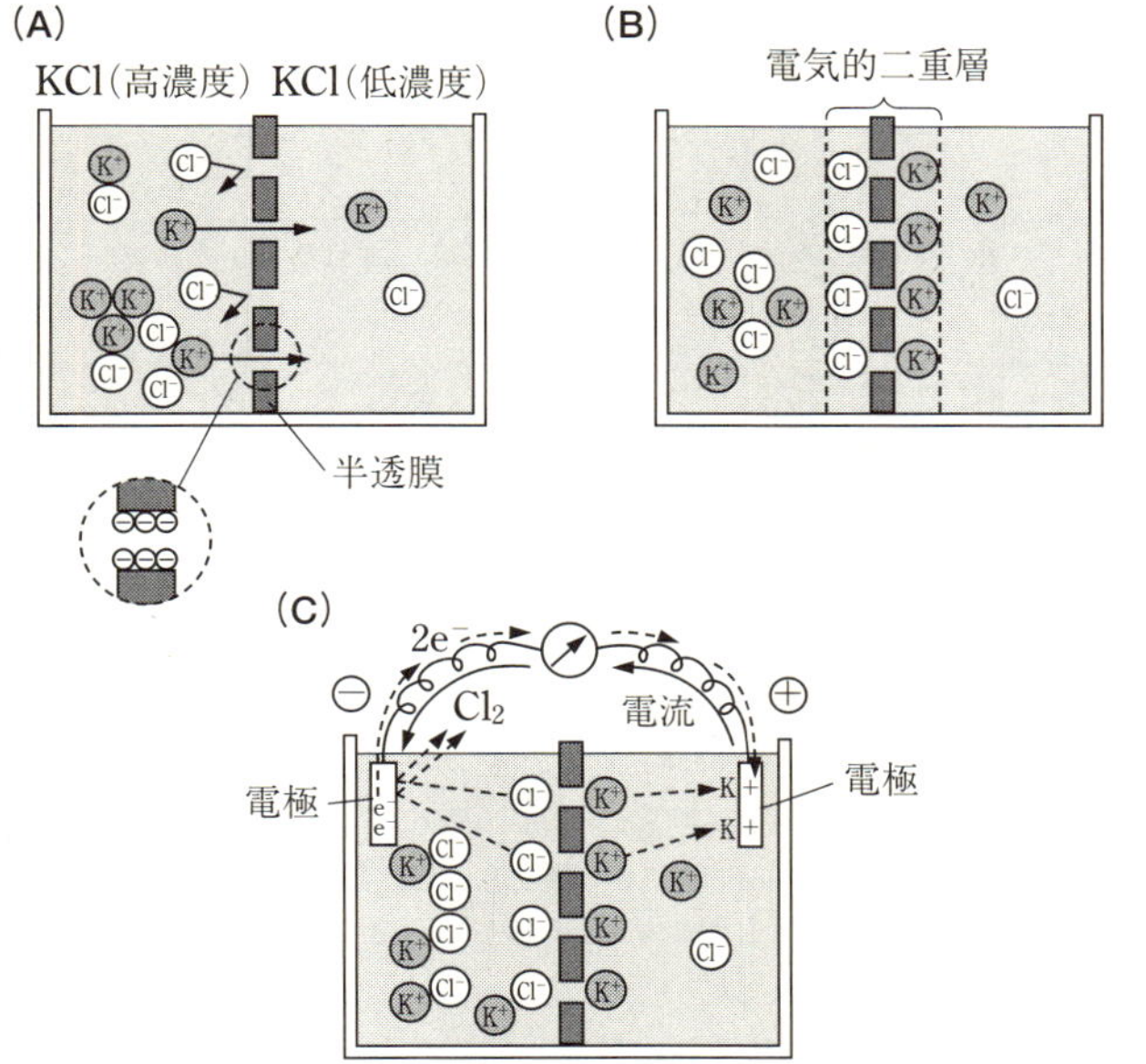

図①　イオンの濃淡電池。電池の外側（導線でつながれている側）から見て高濃度イオン側が負、低濃度イオン側が正となる　(A) ⊕イオンを通過させるが、⊖イオンを通過させない半透膜でのK^+の拡散　(B) 半透膜の両側にできる電気的二重層　(C) 左右のKCl溶液を電極と導線でつないだ結果流れる電流

液の外では金属導線中をe^-が左側の電極から右側の電極に向かって流れ、右側の電極の⊕電荷と中和する。電子の流れる方向は電流の方向と逆なので、結局水溶液の外側では右側の電極から左側の電極に電流が流れる（図①Ⓒ）。つまり水溶液の外側からみると右側の電極（低濃度KCl側）が⊕極、左側の電極（高濃度KCl側）が⊖極になるのである。

これと同様に、われわれが日常使用している乾電池内部の電解質の水溶液の中で⊕イオンは⊖極

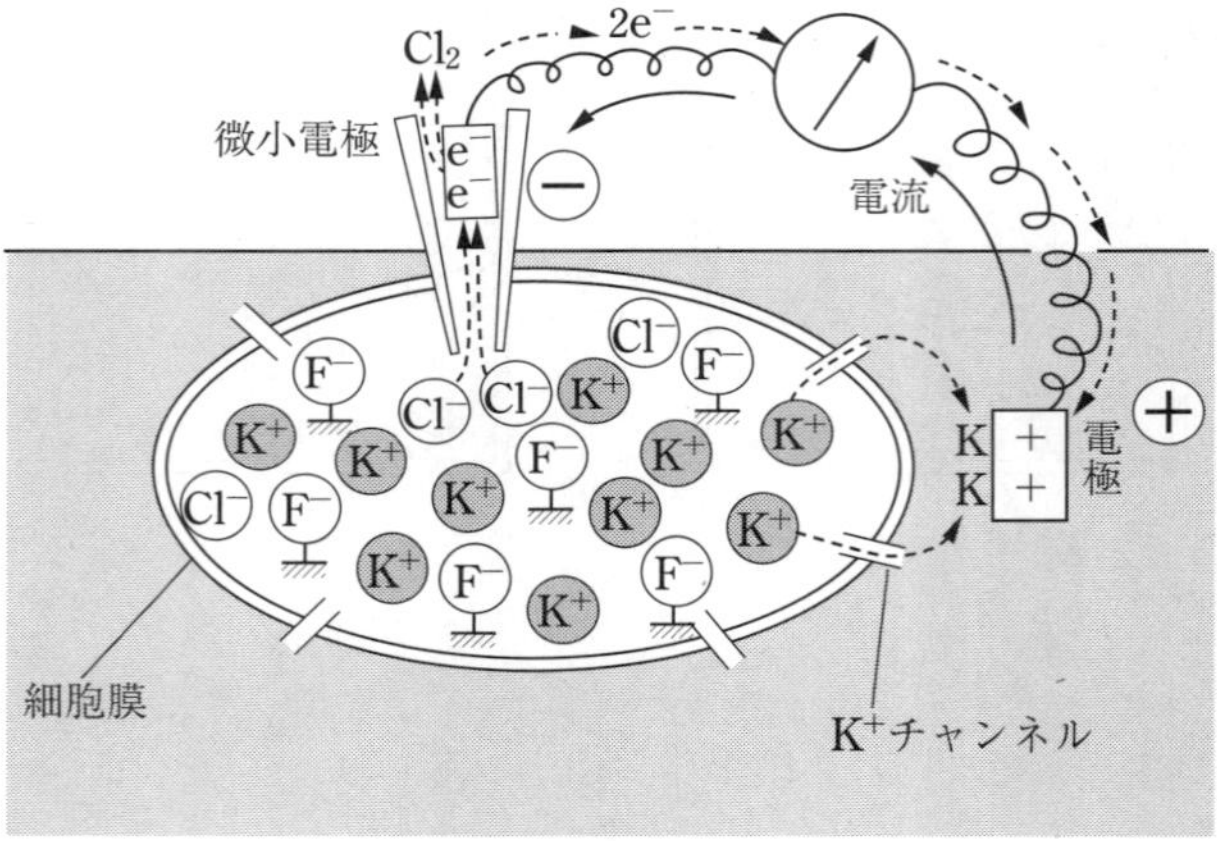

図②　微小電極で静止電位を測定する際のK^+とCl^-の動き。なお、細胞内の電気的中性条件は、K^+の数と、Cl^-とタンパク質の⊖電荷（図中のF^-で表されたもの）の和が等しいことで保たれている

側から⊕極側に向かって流れているが、電池の外部では電流が⊕極から⊖極に流れているのである。

以上の説明は、微小電極を細胞内に挿入して静止電位を測定する際にもあてはまる。図②に示すようにK^+は高濃度の細胞内から細胞膜のK^+チャンネルを通って細胞外に出て、細胞外液の電極に⊕電荷を渡してKとなる。一方電気的中性条件により細胞内のCl^-は微小電極中の導線にe^-を渡してCl_2となる。この結果電流はe^-の流れる方向と逆に細胞外の電極（⊕極）から微小電極（⊖極）に流れることになる。つまり細胞内は細胞外に対して⊖になる。このように⊕イオンが原因となって細胞膜内外に電圧（電位差）を生ずるとき、⊕イオンの高濃度側が⊖、低濃度側が⊕となるのである。

また、活動電位を発生中、細胞膜内外の電位差が逆転し細胞の内側が外側に対して⊕となるのは、Na^+チャンネルが開くとNa^+の細胞膜を通過する度合いがK^+のそれよりもけた違いに増大するためである。このためK^+の濃度差によって生ずる電位差はNa^+の濃度差によって生ずる電位差に対して無視しうることになり、ほんの短い時間（数ミリ秒以内）Na^+が高濃度の細胞外が㊀、低濃度の細胞内が㊉となる。

2．イオンの平衡電位

細胞膜の両側の細胞内液と細胞外液のイオン濃度により膜電位（細胞膜内外の電位差）が決まるしくみを、静止状態でも細胞膜を通過できるK^+を例にとって説明しよう。

水溶液中に電荷を帯びていない分子または原子が溶けているとき、これらは高濃度側から低濃度側に動いてゆく。これは高濃度部分では分子の間で衝突が起こる頻度が低濃度部分よりも高いため、衝突によってはじかれた分子が時間と共に低濃度部分に移ってゆくからである。この現象を拡散という。拡散は水溶液中にインクなどを滴下すれば容易に肉眼で見ることができる。

K^+濃度は細胞内で高く細胞外で低い。したがってK^+は細胞膜のK^+チャンネルを通って拡散の力により細胞の外に出ようとする。

しかしすでに説明したように細胞膜の静止電位は細胞の外側で㊉、細胞の内側で㊀である。この電位差は拡散とは逆向きにK^+を細胞外から細胞内に動かすように働く。この結果次ページ図③に示すように、細胞膜を通過するK^+の正味の動きは拡散の力と電位差による力という二つの相反する力がつり合った（平衡した）ところでストップするのである。このとき測定される細胞膜内外の電位差（単位V）をK^+の平衡電位といい、細胞膜内外のK^+の濃度の比の自然対数（eを底とする対数）

$\ln \frac{[K^+]out}{[K^+]in}$ にある定数をかけ合わせた値をとり、

$$V = \frac{RT}{F} \ln \frac{[K^+]out}{[K^+]in}$$

で表される（Rはガス定数、Tは絶対温度、Fはファラデー定数）。

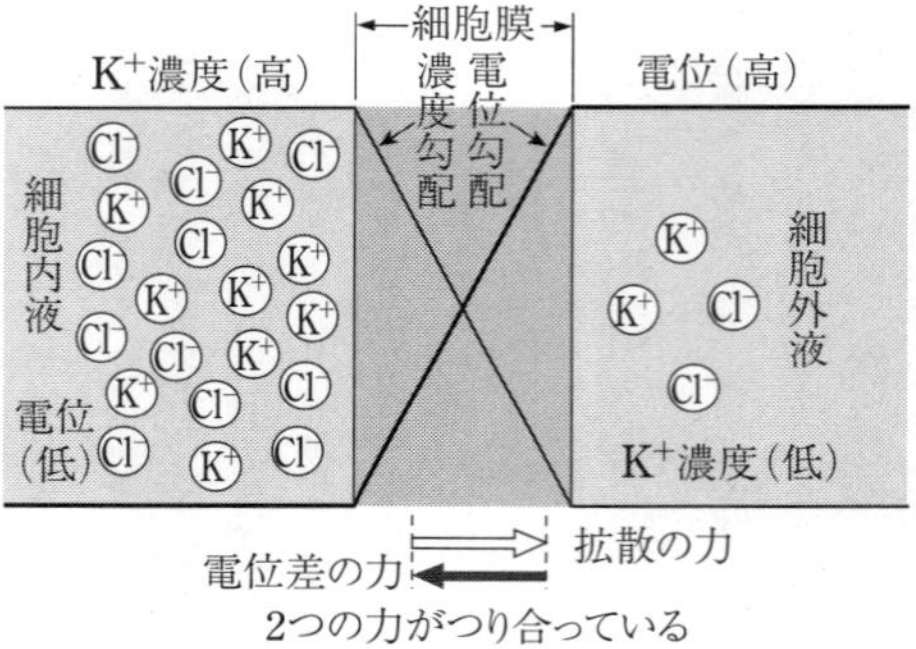

図③　細胞膜における拡散の力と電位差の力とのつりあい

3．細胞膜の電気的二重層

細胞膜の静止電位は〇・一Vで、乾電池の電圧（一・五V）の一五分の一にすぎない。しかし細胞膜の厚さは五ナノメートル（一ナノメートルは一〇億分の一m）しかない。ある場所での電場の強さ（電気力によるストレス）を表す値として電位勾配がある。これは山の険しさをスロープの勾配で表すのと同様である。静止電位によって細胞膜の両側に加えられる電位勾配は、細胞膜がきわめて薄い（5×10^{-7}cm）ので二〇万V／㎝という大きな値となる。このミクロの世界の強力な電場のため細胞膜の外側には⊕イオン、内側には⊖イオンが細胞膜をはさんで配列する。これが細胞膜の電気的二重層である。

4．ナトリウムポンプ

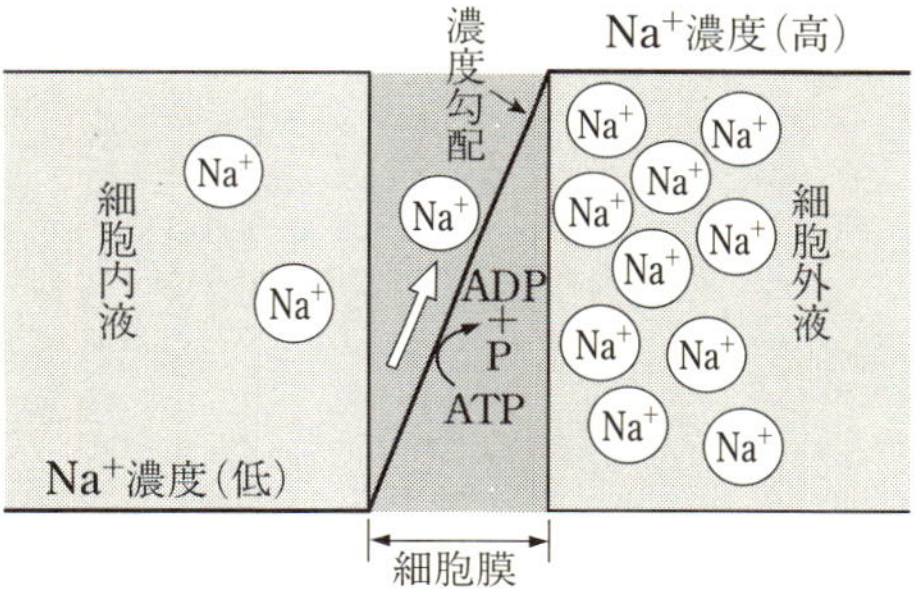

図④　細胞膜のナトリウムポンプ

細胞膜の静止電位は、細胞が死ねば直ちに消失する。なぜなら静止電位は生きた細胞が絶えずＡＴＰ分解により発生するエネルギーを使って維持されているからである。この生命の基本ともいえるしくみをナトリウムポンプという。

細胞膜はＡＴＰのエネルギーを使って絶えず細胞内液のNa^+を細胞外液に排出している。濃度は細胞外液で高く細胞内液で低いので、このNa^+の細胞外への排出は細胞外のNa^+が拡散により細胞内に入ろうとする力に逆らって行われている。つまり水を低いところから高いところへ汲み上げるポンプ（動力が必要）に例えられる（図④）。

ＡＴＰを分解してポンプ作用を行うのはイオンチャンネルと同じく細胞膜を貫通するタンパク質の管と考えられるが、その実体は全く不明である。

ナトリウムポンプのはたらきにより、生きた細胞では細胞内Na^+濃度はつねに細胞外より低く保たれている。このため細胞外液と細胞内液とで電気的中性条件を保とうとしてK^+濃度は細胞内で高く細胞外で低くなり、その結果細胞膜に静止電位を生ずるのである。

なお、ナトリウムポンプを駆動するATPを製造するH^+水車は、青酸カリのようなシアン化合物の作用によって直ちに停止し、細胞の静止電位も直ちに消失する。青酸カリが猛毒であるのはこのためである。

おわりに

私は四〇年間、筋肉が収縮するしくみの研究を続けてきた。現在、研究生活を一応引退するにあたって本書のような入門書を執筆する機会が与えられ、いろいろな感慨がある。

本書の第4章で説明したように、われわれが意のままに骨格筋の収縮をコントロールできるふしぎについては、現在、大脳からの電気信号がカルシウムイオン（Ca^{2+}）を介してアクチンとミオシンの間の化学反応を調節しているというストーリーが確立している。しかし私が大学生の時代には、生体の反応を引き起こす根本には「興奮性」という一種神秘的なしくみが想定されており、「活動電位」は「興奮」の電気的な現れ、筋肉の収縮は「興奮」の力学的な現れで両者は密接不可分という考え方が支配的であった。

結局このような神秘的な考え方に基づく研究は袋小路に入ってしまい、現在のストーリーに取ってかわられることになった。研究の歴史というのはこのようなことの繰り返しであり、私が本書で解説した事柄のいくつかは後世から見れば「誤りを正される」ことになるかもしれない。研究というものには、一種の消耗品あるいは流行のような面が多々あるのである。

しかし、世界のおびただしい消耗品的研究者の何万人に一人は、後世においても価値の変わらない仕事を成し遂げる「天才」がいる。本書に写真が出てくるＨ・Ｅ・ハクスレー、カッツ、

A・F・ハクスレー、田崎一二はこのような天才であり、私がこのような人々と親交を持つことができたのは幸せであった。

私の研究の大部分は、分子レベルでの骨格筋収縮のしくみを解明することに費やされてきたが、一〇年ほど前に東京大学医学部循環器内科の杉本恒明教授（当時）から共同研究をご提案いただき、心筋の研究も行うようになった。心筋の研究は心臓血管系の疾病の治療と結びついており、私は以後骨格筋の研究とは異なる楽しみを持つとともに、心筋の疾患について多くを学ぶ幸運に恵まれた。本書の第8、第9章に記されている知見の多くは現在も一緒に研究を続けている東京大学の杉浦清了氏、山下尋史氏らとの研究や議論から得られたものである。

おわりに、本書によって筋肉に興味を持たれた読者への参考文献として『新運動生理学（上・下）』（宮村実晴編／真興交易医書出版部）をあげておく。

また、本書の刊行に際し、労を惜しまれなかった志賀恭子氏、堀越俊一氏に深く感謝いたします。

二〇〇三年一一月

杉　晴夫

さくいん

〈欧文〉

〈あ行〉

〈か行〉

〈さ行〉

〈た行〉

N.D.C.491　200p　18cm

ブルーバックス　B-1427

筋肉《きんにく》はふしぎ
力を生み出すメカニズム

2003年12月20日　第1刷発行
2013年11月18日　第7刷発行

著者　杉《すぎ》 春《はる》夫《お》
発行者　鈴木　哲
発行所　株式会社講談社
〒112-8001 東京都文京区音羽2-12-21
電話　出版部　03-5395-3524
販売部　03-5395-5817
業務部　03-5395-3615
印刷所　（本文印刷）豊国印刷株式会社
（カバー表紙印刷）信毎書籍印刷株式会社
本文データ制作　講談社デジタル製作部
製本所　株式会社国宝社

定価はカバーに表示してあります。

ISBN4-06-257427-6

発刊のことば

科学をあなたのポケットに

二十世紀最大の特色は、それが科学時代であるということです。科学は日に日に進歩を続け、止まるところを知りません。ひと昔前の夢物語もどんどん現実化しており、今やわれわれの生活のすべてが、科学によってゆり動かされているといっても過言ではないでしょう。

そのような背景を考えれば、学者や学生はもちろん、産業人も、セールスマンも、ジャーナリストも、家庭の主婦も、みんなが科学を知らなければ、時代の流れに逆らうことになるでしょう。

ブルーバックス発刊の意義と必然性はそこにあります。このシリーズは、読む人に科学的に物を考える習慣と、科学的に物を見る目を養っていただくことを最大の目標にしています。そのためには、単に原理や法則の解説に終始するのではなくて、政治や経済など、社会科学や人文科学にも関連させて、広い視野から問題を追究していきます。科学はむずかしいという先入観を改める表現と構成、それも類書にないブルーバックスの特色であると信じます。

一九六三年九月　　　　野間省一

ブルーバックス　医学・薬学・人間・心理関係書(I)

569	毒物雑学事典	大木幸介
921	自分がわかる心理テスト	芦原　睦 桂　戴作＝監修
1021	人はなぜ笑うのか	志水　彰／角辻　豊 中村　真
1063	自分がわかる心理テストPART2	芦原　睦＝監修
1083	格闘技「奥義」の科学	吉福康郎
1117	リハビリテーション	上田　敏
1138	活性酸素の話	永田親義
1143	腰痛・肩こりの科学	荒井孝和
1176	考える血管	児玉龍彦／浜窪隆雄
1184	脳内不安物質	貝谷久宣
1223	姿勢のふしぎ	成瀬悟策
1229	超常現象をなぜ信じるのか	菊池　聡
1230	自己治癒力を高める	川村則行
1231	「食べもの情報」ウソ・ホント	髙橋久仁子
1238	人は放射線になぜ弱いか　第3版	近藤宗平
1240	ワインの科学	清水健一
1251	心は量子で語れるか	ロジャー・ペンローズ／A・シモニー N・カートライト／S・ホーキング 中村和幸＝訳
1258	男が知りたい女のからだ	河野美香
1306	心はどのように遺伝するか	安藤寿康
1315	記憶力を強くする	池谷裕二

1323	マンガ　心理学入門	N・C・ベンソン 清水佳苗／大前泰彦＝訳
1335	リラクセーション	成瀬悟策
1351	マンガ　脳科学入門	A・ゲラトゥリ＝文 O・サラーティ＝絵　小林　司＝訳
1418	「食べもの神話」の落とし穴	髙橋久仁子
1427	筋肉はふしぎ	杉　晴夫
1431	新・脳の探検(上)	フロイド・E・ブルーム他 中村克樹／久保田競＝監訳
1432	新・脳の探検(下)	フロイド・E・ブルーム他 中村克樹／久保田競＝監訳
1435	アミノ酸の科学	櫻庭雅文
1437	がんになる人　ならない人	津金昌一郎
1439	味のなんでも小事典	日本味と匂学会＝編
1500	脳から見たリハビリ治療	久保田競／宮井一郎＝編著
1501	視覚世界の謎に迫る	山口真美
1514	記憶と情動の脳科学	ジェームズ・L・マッガウ 大石高生／久保田競＝監訳
1531	皮膚感覚の不思議	山口　創
1532	非対称の起源	クリス・マクマナス 大貫昌子＝訳
1533	新・ひざの痛い人が読む本	井上和彦／福島　茂
1538	進化しすぎた脳	池谷裕二
1540	なぜヒトの脳だけが大きくなったのか	濱田　穣
1541	新しい薬をどう創るか	京都大学大学院 薬学研究科＝編
1544	生命のセントラルドグマ	武村政春
1548	長生きする入れ歯	早川　巖

ブルーバックス　医学・薬学・人間・心理関係書（II）

ブルーバックス　生物関係書（I）

1032 フィールドガイド・アフリカ野生動物　小倉寛太郎
1073 へんな虫はすごい虫　安富和男
1152 酵素反応のしくみ　藤本大三郎
1306 心はどのように遺伝するか　安藤寿康
1341 食べ物としての動物たち　伊藤　宏
1342 Q&A　野菜の全疑問　高橋素子＝著　篠原　温＝監修
1348 新・生物物理の最前線　日本生物物理学会＝編
1357 生命にとって酸素とは何か　小城勝相
1363 新・分子生物学入門　丸山工作
1365 植物はなぜ5000年も生きるのか　鈴木英治
1391 ミトコンドリア・ミステリー　林　純一
1410 新しい発生生物学　木下　圭／浅島　誠
1472 DNA（上）　ジェームス・D・ワトソン／アンドリュー・ベリー　青木　薫＝訳
1473 DNA（下）　ジェームス・D・ワトソン／アンドリュー・ベリー　青木　薫＝訳
1474 クイズ　植物入門　田中　修
1504 プリオン説はほんとうか？　福岡伸一
1507 新しい高校生物の教科書　栃内　新／左巻健男＝編著
1513 猫のなるほど不思議学　岩崎るりは＝著　小山秀一＝監修
1514 記憶と情動の脳科学　ジェームズ・L・マッガウ　大石高生／久保田競＝監訳
1516 競走馬の科学　JRA競走馬総合研究所＝編
1523 生体電気信号とはなにか　杉　晴夫

1528 新・細胞を読む　山科正平
1532 非対称の起源　クリス・マクマナス　大貫昌子＝訳
1537 「退化」の進化学　犬塚則久
1538 進化しすぎた脳　池谷裕二
1539 入門　たのしい植物学　田中　修
1540 なぜヒトの脳だけが大きくなったのか　濱田　穣
1544 生命のセントラルドグマ　武村政春
1554 ゲノムサイエンス　榊　佳之
1559 生物が子孫を残す技術　吉野孝一
1565 これでナットク！　植物の謎　日本植物生理学会＝編
1582 DVD&図解　見てわかるDNAのしくみ　JT生命誌研究館　工藤光子／中村桂子
1585 アレルギーはなぜ起こるか　斎藤博久
1592 発展コラム式　中学理科の教科書　第2分野（生物・地球・宇宙）　石渡正志　滝川洋二＝編
1594 新・進化論が変わる　中原英臣／佐川　峻
1604 ストレスとはなんだろう　杉　晴夫
1607 花はふしぎ　岩科　司
1609 高校生物とっておき勉強法　岸本博和
1612 光合成とはなにか　園池公毅
1626 進化から見た病気　栃内　新
1630 伝承農法を活かす家庭菜園の科学　木嶋利男
1635 自己組織化とは何か　第2版　都甲　潔　他

ブルーバックス　化学関係書

920 イオンが好きになる本　米山正信
969 化学反応はなぜおこるか　上野景平
1138 活性酸素の話　永田親義
1152 酵素反応のしくみ　藤本大三郎
1296 暗記しないで化学入門　平山令明
1334 マンガ　化学式に強くなる　高松正勝＝原作　鈴木みそ＝漫画
1336 化学・意表を突かれる身近な疑問　日本化学会＝編
1356 高校化学とっておき勉強法　大川貴史
1357 生命にとって酸素とは何か　小城勝相
1375 実践　量子化学入門（CD-ROM付）　平山令明
1439 味のなんでも小事典　日本味と匂学会＝編
1508 新しい高校化学の教科書　左巻健男＝編著
1512 暗記しないで化学入門　無機化学編　平山令明
1534 化学ぎらいをなくす本（新装版）　米山正信
1566 ナノカーボンの科学　篠原久典
1583 熱力学で理解する化学反応のしくみ　平山令明
1591 発展コラム式　中学理科の教科書　第1分野（物理・化学）　滝川洋二＝編
1608 化学トリック＝だまされまいぞ！　山崎　昶
1632 ビールの科学　サッポロビール価値創造フロンティア研究所＝編　渡　淳二＝監修
1643 金属材料の最前線　東北大学金属材料研究所＝編著
1646 水とはなにか（新装版）　上平　恒
1658 ウイスキーの科学　古賀邦正
1692 新・材料化学の最前線　首都大学東京　都市環境学部　分子応用化学研究会＝編
1701 光と色彩の科学　齋藤勝裕
1710 マンガ　おはなし化学史　松本　泉＝原作　佐々木ケン＝漫画
1729 有機化学が好きになる（新装版）　米山正信／安藤宏
1751 低温「ふしぎ現象」小事典　低温工学・超電導学会＝編
1766 結晶とはなにか　平山令明
1774 HSPと分子シャペロン　水島　徹
1792 二重らせん　ジェームス・D・ワトソン　江上不二夫／中村桂子＝訳

ブルーバックス12cm CD-ROM付

BC07 ChemSketchで書く簡単化学レポート　平山令明